Zu diesem Buch

1994 wurde schon jedes sechste Kind in der Bundesrepublik durch Kaiserschnitt geboren; etwa die Hälfte der Eingriffe waren geplant. Trotzdem bleibt den betroffenen Eltern oft unklar, was auf sie zukommt. Das Buch liefert präzise Informationen über den medizinischen Ablauf, mögliche Komplikationen und Alternativen und die beste Vorbereitung auf einen Kaiserschnitt. Es gibt praktische Hinweise für die erste Zeit mit dem Kind und Hilfestellung bei der seelischen Verarbeitung dieses «ganz anderen Geburtsverlaufs».
Dr. med. Manfred Albrecht, Gynäkologe und Chefarzt, hat schon Hunderte von Kaiserschnitten gemacht, Ines Albrecht-Engel berät als Geburtsvorbereiterin und in der Nachsorge auch viele Mütter mit Kaiserschnitt. Die beiden Autoren haben ein Praxisbuch für Betroffene geschrieben, das gleichzeitig ein Nachschlagewerk für Hebammen, Schwestern und Ärzte auf dem neuesten medizinischen Stand ist.

INES ALBRECHT-ENGEL, Jg. 1951, Ethnologin M.A., Geburtsvorbereiterin seit 1981. Gründungsmitglied von ISIS, Zentrum für Schwangerschaft, Geburt und Elternschaft in Göttingen; Vorstandsvorsitzende der «Gesellschaft für Geburtsvorbereitung» (GfG). 1993 hat sie das Buch «Geburtsvorbereitung. Handbuch für werdende Mütter und Väter» in der Rowohlt-Reihe «Mit Kindern leben» herausgegeben (rororo Nr. 9392). Sie hat drei Töchter (Jg. 1975; 1980; 1988) gemeinsam mit
DR. MANFRED ALBRECHT, Jg. 1950, Medizinstudium in Köln, Ausbildung in Leverkusen und Göttingen. Facharzt f. Gynäkologie und Geburtshilfe, 13 Jahre lang Oberarzt. Seit 1994 Leitender Arzt am Vereinskrankenhaus in Hannoversch Münden.

Anregungen und Kritik bitte an folgende Adresse: Büro für wissenschaftliche Publizistik Dr. Horst Speichert, Teutonenstr. 32b, 65187 Wiesbaden.

Ines Albrecht-Engel / Manfred Albrecht

Kaiserschnitt-Geburt

Vorbereitung, Eingriff, Nachsorge

rororo

Rowohlt

rororo medizin und gesundheit
Lektorat: Heike Wilhelmi

Illustrationsnachweis: Alle Fotos von Dr. med. Lutz Roth, außer auf den Seiten 18, 123, 124, 125 (Karin Starosta) und auf der Seite 53 (Dr. med. Manfred Albrecht).
Zeichnungen von Dr. Manfred Albrecht

Originalausgabe
Veröffentlicht im Rowohlt Taschenbuch Verlag GmbH,
Reinbek bei Hamburg, Februar 1995

Redaktion: Bernhard Schön

Umschlaggestaltung: Kai Funck
Satz Sabon PostScript Linotype Library, QuarkXPress3.3
Gesamtherstellung Clausen & Bosse, Leck
Printed in Germany
1490-ISBN 3 499 19740 5

Inhalt

Vorwort

Alle schwangeren Frauen wünschen sich eine «schöne» Geburt für sich und ihr Kind. Für die meisten bedeutet das, daß die Geburt «normal» verläuft, gut zu bewältigen ist und daß das Kind gesund ist.

Dieses Buch beschäftigt sich mit den Geburten, die nicht «normal», also vaginal, erfolgen, sondern durch Kaiserschnitt. Obwohl eine Kaiserschnitt-Geburt in unserem Land auch schon fast «normal» ist, wenn man es statistisch betrachtet: Wird doch ungefähr jedes sechste Kind auf diesem Wege geboren. Aber es ist eine Operation, die meist mit Ängsten und oft mit Enttäuschung verbunden ist.

Uns, den Autoren, ist es ein Anliegen, Frauen (und Männer) zu unterstützen, mit dieser anderen Geburt umzugehen und sie nicht als persönliches Versagen zu empfinden. Die Akzeptanz der Geburt kann sich ja auch auf die Beziehung zum Kind auswirken. Zumal das Zueinanderfinden von Mutter und Kind nach einer Kaiserschnitt-Geburt erst einmal erheblich erschwert ist. Auf der anderen Seite kann aber eine schöne Beziehung zum Baby die Beschwerden der Anfangszeit und die Enttäuschung über die Geburt sehr erleichtern. Daß gerade diese erste Zeit des Kennen- und Liebenlernens zwischen Mutter und Kind, bzw. Vater und Kind, von den Eltern in Ruhe genossen werden kann, dafür sollten alle in unserer Gesellschaft beitragen – und junge Eltern entsprechend unterstützen.

Als Geburtsvorbereiterin und Mutter-Kind-Gruppen-Leiterin erlebe ich, Ines Albrecht-Engel, viele Frauen vor und nach einer Kaiserschnitt-Geburt. Auch wenn ich meine eigenen drei Töchter «spontan» zur Welt gebracht habe, so ist mir das Thema Kaiserschnitt und das Erleben der Frauen immer wichtig gewesen, und ich habe mich gut in die Gefühle betroffener Frauen und Männer hineinversetzen können.

Als Frauenarzt und Geburtshelfer habe ich, Manfred Albrecht, sehr viele Kaiserschnitte durchführen müssen. In meiner Praxis erlebe ich besonders die Ängste vor dieser Geburt und Operation und bei vielen Frauen die Enttäuschung – oft aber auch Erleichterung – hinterher. Das Wissen um das, was bei dieser Operation geschieht, sollte vielen Frauen helfen, besser mit der Situation zurechtzukommen, ihre eigenen Wahlmöglichkeiten zu erkennen und den medizinischen Eingriff auch als Hilfe zu sehen. Geburtshelfer sollten sich trotz und bei aller Routine immer wieder der Einmaligkeit und Besonderheit der Situation der jungen Familie bewußt sein. Sie sollten hellhörig für die – sicherlich nicht immer, aber doch oft – auftretenden Verarbeitungsprobleme nach einem Kaiserschnitt sein. Diese Probleme werden ja häufig gar nicht den «Operateuren» mitgeteilt, vor allem in großen Kliniken und bei der in Deutschland meist vorhandenen Trennung zwischen ambulanter und stationärer Tätigkeit. So wissen Kliniker oft gar nicht, was sie «anrichten».

Wir bedanken uns ganz besonders für den fachlichen Austausch und die Hilfe, die wir bekommen haben bei Gabriele Kemmler, Geburtsvorbereiterin und im Vorstand der *Gesellschaft für Geburtsvorbereitung e.V.*, bei Heidrun Schlüter, Geburtsvorbereiterin und OP-Schwester. Beide haben seit längerer Zeit Erfahrungen mit Beratung, Vorbereitung und mit Gruppen, in denen Frauen sich über ihre Kaiserschnitt-Geburten austauschen können. Zum einen im Frauengesundheitszentrum Neuhofstraße in Frankfurt am Main und zum anderen bei ISIS, Zentrum für Schwangerschaft, Geburt und Elternschaft e.V. in Göttingen. Auch Thomas Fraatz, Anästhesist, Hannelore Ahrens, Krankengymnastin, und Iris-Susanne Brandt-Schenk, Laktationsberaterin, haben uns mit ihrem Wissen unterstützt. Ebenso danken wir allen Frauen, bei deren Kaiserschnitt-Geburt wir dabeisein durften, sie fotografieren und filmen konnten (und den Vätern).

Kapitel 1

Geschichte der Kaiserschnitt-Geburt und Stellenwert der Kaiserschnitt-Geburt in Deutschland heute

Angeblich stammt der Name «Kaiserschnitt» (Sectio caesarea) von Kaiser Julius Cäsar, der so auf die Welt gekommen sein soll. Über den tatsächlichen Ursprung des Namens existieren aber viele Hypothesen. Informationen über erste «Schnitt-Entbindungen» geben alte Zeichnungen, Bilder und Bücher.

Offensichtlich wurden bis zum 15. Jahrhundert nur Kaiserschnitte nach dem Tod der Frau ausgeführt, um das Kind taufen zu können. So wurden Kaiserschnitte im wesentlichen auf Anweisung der Kirche von Hebammen, kundigen Frauen und Kirchenleuten durchgeführt. Erstmals im 14. Jahrhundert finden wir in einem französischen Lehrbuch einen Text über eine Kaiserschnitt-Geburt, bei der ein Bild gezeigt wird, wie während der Operation Mund und Scheide der Frau offengehalten werden, um das Kind ausreichend mit Sauerstoff zu versorgen. Das medizinische Wissen war damals noch sehr unzureichend. Aus vielen Einzelheiten wird offensichtlich, daß der Autor des Buches keine eigenen Erkenntnisse über die Durchführung eines Kaiserschnittes hatte.

Aus dem 15. Jahrhundert stammen mehrere Berichte über Kaiserschnitte. Damals wurde die Gebärmutter nicht zugenäht – und die Operation endete oft mit dem Tod der Frau und des Kindes. Daher gab es verständlicherweise kaum Kaiserschnitte.

Die Einführung medizinisch begründeter Kaiserschnitte ging einher mit der Entwicklung, daß die Geburtshilfe immer mehr in Männerhände kam. Ab dem 18. Jahrhundert praktizierten zunehmend Chirurgen die Geburtshilfe.

Kaiserschnitte waren aber noch nach wie vor lebensbedrohlich, denn wichtige Voraussetzungen wie Antibiotika und Blutersatzmittel existierten noch nicht. Vor allem aber gab es bis Mitte des letzten Jahrhunderts noch keine Narkosemöglichkeiten.

Mit dem Italiener Poro, der bei einem Kaiserschnitt die Gebärmutter zur Vermeidung von Infektionen entfernte, und dem Heidelberger Kehrer, der die Naht der Gebärmutter einführte, sowie mit der Entwicklung der Anti- und Asepsis durch Semmelweiss und Lister trat eine deutliche Verbesserung der Überlebenschance ein, die bis Mitte des letzten Jahrhunderts allerdings noch deutlich unter 50 Prozent bei den Müttern lag.

Ab ca. 1880 sank die Sterblichkeit der Mütter auf etwa fünf Prozent ab und liegt heute bei ca. ein bis zwei Promille, d. h., ein bis zwei von 1000 Frauen sterben heute bei, durch oder nach einem Kaiserschnitt. Diese Sterblichkeitsrate ist immerhin noch zehnmal höher als nach einer normalen vaginalen Geburt. So bedeutet der Kaiserschnitt auch heute noch ein höheres Risiko für die Mutter als eine normale Geburt. Ein Grund, warum er nicht «einfach so», weil die Frau es wünscht oder es für den Geburtshelfer bequemer ist, durchgeführt werden soll.

Um die Jahrhundertwende wurden etwa ein Prozent aller Geburten mit Kaiserschnitt beendet – fast ausschließlich wegen der Mutter. Kindliche Belange und Probleme (heute eine Hauptursache) waren kein Grund zum Kaiserschnitt.

Bis etwa 1950 stieg die Zahl der Kaiserschnitte auf drei Prozent an. Professor Käser, ein führender Geburtshelfer, schreibt 1973, daß die Sectio-Frequenz sehr stark variiert. Nach seinem umfangreichen Literaturstudium beträgt sie 0,5 – 10 Prozent, am häufigsten um fünf Prozent. Er betont, daß die Häufigkeit des Eingriffs weitgehend von der persönlichen Einstellung des Geburtshelfers bestimmt wird und durch die Zusammensetzung des «Patientengutes». Die Sterblichkeit der Mütter lag damals deutlich unter einem Prozent, die der Kinder zwischen vier und acht Prozent. Schon damals variierte die

Anzahl vaginaler Geburten nach einem vorausgegangenem Kaiserschnitt zwischen 18 und 90 Prozent. Es sind bis zu zwölf Kaiserschnitte bei einer Frau bekannt.

Seit dieser Zeit wird ein kontinuierlicher Anstieg der Zahl der Kaiserschnitte beobachtet auf zehn, fünfzehn, sogar 30 Prozent. Auch heute (1994) bestehen noch wie in den siebziger Jahren große Unterschiede zwischen den einzelnen Kliniken.

Es gibt Kliniken, vor allem in den USA, mit einer Kaiserschnitt-Rate von 100 Prozent. 1992 lag z. B. die Zahl der Kaiserschnitte in einer bekannten deutschen Universitätsklinik mit weit über 1000 Geburten bei 34 Prozent. In der ehemaligen DDR lag die Zahl der Kaiserschnitte zwischen vier und sechs Prozent, ähnliche Zahlen sind aus den Niederlanden bekannt.

Anfangs stand der Steigerung der Kaiserschnitt-Häufigkeit eine Senkung der Kindersterblichkeit gegenüber. Dies trifft heute nicht mehr zu.

Warum werden so viele und immer mehr Kaiserschnitte gemacht? Hierfür gibt es verschiedene Gründe:

– Gesellschaftliche Zwänge und Zeitströmungen, Kultur und Ökonomie sind Faktoren, von denen die Geburtshilfe beeinflußt wird. So wird zunehmend Geld beim Personal eingespart, das Personal ist überarbeitet, qualifiziertes geburtshilfliches Personal wandert ab.

– Juristische Zwänge und Auseinandersetzungen. Geburtshelfer müssen bei Schadensersatzklagen hohe Prämien bezahlen, z. B. in Amerika 1988 nach einem schuldhaften geburtshilflichen Schadensfall 60 000 Dollar Versicherungsprämie im Jahr. In Deutschland betrug 1992 die Klagesumme für ein behindertes Kind 2,0 Millionen DM, weil nach Meinung der Richter der Kaiserschnitt zu spät durchgeführt wurde.

Selten wird ein Geburtshelfer verklagt, etwas zuviel getan zu haben, z. B. einen unnötigen Kaiserschnitt durchgeführt zu haben. Dagegen gibt es zahlreich Prozesse über verspätet oder nicht durchgeführte Kaiserschnitte, wenn bei einer schwierigen vaginalen Entbindung das Kind geschädigt wurde. Die Gründe für ansteigende

Kaiserschnitt-Raten sind also nicht nur in der Medizin, sondern ebenso in der Rechtsprechung zu suchen.

Dabei setzt sich in jüngster Zeit immer mehr die Einsicht durch, daß wesentlich seltener als angenommen Schädigungen der Kinder durch Probleme bei der Geburt hervorgerufen werden. Hier bestätigt sich die Erfahrung vieler Geburtshelferinnen und -helfer, daß Kinder, die eine komplizierte Geburt hatten, überraschend häufig keinerlei Folgeschäden aufweisen.

– Geburtshelfer und -helferinnen betreiben aus Angst vor eventuellen rechtlichen Folgen eine präventive Geburtshilfe und gehen kein Risiko ein.

Der Gegensatz zur Prävention ist expektative Geburtshilfe, bei der man abwartet und beobachtet, wie die Dinge sich entwickeln, auch bei Risikokonstellationen. Das scheint vielen Geburtshelfern besonders schwerzufallen, da ihnen das Vertrauen fehlt, daß Frauen aktiv und selbstbestimmt gebären können.

– Es ist für Geburtshelfer und -innen viel einfacher, 45 Minuten zu operieren, als stundenlang auf die Geburt zu warten, womöglich noch zu ungünstigen Nachtzeiten.

– Die normale Geburt mit intaktem Damm, die ja eigentlich gerade hohes Können und Geduld erfordert, wird viel schlechter bezahlt als eine operative Entbindung.

Wird durch Lagewechsel der Frau, Entspannung, Massagen und zusätzliche Untersuchungen die Geburt weitergeführt und eine normale Geburt erreicht, so werden diese Bemühungen von den Krankenkassen schlecht honoriert. Gerade in solchen Fällen werden viel Zeit, Können und «Nerven» vom geburtshilflichen Personal investiert: Man muß viel wissen, um wenig zu tun!

Ein Kaiserschnitt ist dagegen in kurzer Zeit für ein wesentlich höheres Honorar möglich.

So können Geldinteressen zum Nachteil der Frauen und Kinder werden. Hier muß die ärztliche Gebührenordnung geändert werden: Das Nicht-Eingreifen und Abwarten sollte besser honoriert werden als das Eingreifen und «Machen».

– Eine Frau liegt nach einer Kaiserschnitt-Geburt durchschnittlich bis zu vierzehn Tagen auf der Station, eine Frau mit Spontangeburt

und intaktem Damm geht wohlmöglich gleich nach der Geburt nach Hause. Damit steht ein Krankenhaus finanziell schlechter da. Hier werden wiederum ökonomische Zwänge sichtbar.
– Methoden der Geburtsüberwachung, z. B. die Herzton-Wehen-Überwachung (CTG), zeigen oft Sauerstoffmangelsituationen an, ohne daß wirklich ein Sauerstoffmangel vorliegt.
– Beckenendlagen werden in Deutschland meist durch Kaiserschnitt entbunden, ebenso Frühgeburten und Mehrlinge.
– Durch die modernen Mutterpässe werden immer mehr Risiken definiert und festgestellt, so daß in unser aller Köpfen das Risikobewußtsein zunimmt und sich viele Frauen als Risikogebärende definieren, z. B. ältere Erstgebärende oder funktionelle Erstgebärende (Frauen mit einem großen Abstand zwischen ihren Geburten).

Die Risikodefinition senkt die Hemmschwelle vor der Operation und beeinflußt damit sowohl die Frau als auch den Geburtshelfer/in.

So nennt der Mutterpaß allein 26 Risiken im Rahmen der ersten Vorsorge-Untersuchung und 25 weitere Risiken im Schwangerschaftsverlauf.
– Es finden immer mehr Geburtseinleitungen statt. Das klassische Risiko der Geburtseinleitung ist eine lange, verzögerte (= protahierte) Geburt. Diese wiederum führt dann öfter zum Kaiserschnitt.

Unterstützt wird diese Tendenz durch häufige Ultraschall-Untersuchungen, durch die man meint, den Termin noch genauer festlegen zu können, so daß noch mehr Einleitungen bei Überschreitung dieser – vermeintlich exakten – Termine vorgenommen werden.
– Häufige Kaiserschnitte führen auch zu einer schlechteren Ausbildung der Hebammen und Geburtshelfer und -helferinnen, da sie kaum noch die Leitung einer komplizierten Geburt erlernen können.
– Schwierige vaginale Entbindungen, z. B. aus Beckenmitte (wenn das Kind also noch nicht sehr tief in den Geburtskanal eingetreten ist), mit Saugglocke oder Zange erfordern eine ganz individuelle Risikoeinschätzung von Hebamme und Geburtshelfer/innen und müssen sowohl die Entscheidung der Frau als auch das Interesse des Kindes mit einbeziehen. Hier fällt die Entscheidung immer mehr zugunsten des Kindes. Das Kind soll nicht in Schwierigkeiten gebracht

werden, eher werden Verletzungen der Mutter (durch die Operation) in Kauf genommen. Als Folge steigt die Kaiserschnitt-Frequenz an, während Saugglocken- und Zangen-Geburten zurückgehen.
– Geburt wird als medizinisches Phänomen gesehen. Die Frau gibt die Kontrolle und Überwachung über ihr Kind an das Fachpersonal ab – und damit auch ihren aktiven Beitrag zur Geburt.
– Kaiserschnitte werden auch besonders häufig bei Frauen nach Sterilitätsbehandlung durchgeführt. Da es für die Frau so schwer war, schwanger zu werden, sie daher auch meist schon etwas älter ist, wird hier die seltsame Bezeichnung «Indikation des wertvollen Kindes» benutzt. Man will möglichst nichts riskieren, damit das Kind wirklich gesund ist – und wählt eine Kaiserschnitt-Geburt.
– Es ist auch schwierig für Frauen mit Äußerungen umzugehen wie: «Wollen Sie ein Risiko eingehen? Es ist besser und sicherer für das Kind, einen Kaiserschnitt zu machen.» Welches Paar läßt sich dann auf Diskussionen mit den Geburtshelfern ein? Wer will schon sein Kind in Gefahr bringen?

Im Bewußtsein von betreuenden ambulanten und stationären Geburtshelfern gibt es verständlicherweise Ansichten wie: «Lieber ein Kaiserschnitt mehr als ein Kaiserschnitt weniger». oder «Im Zweifelsfall lieber ein Kaiserschnitt».

Es gibt leider keine scharfen Trennungskriterien, die sagen «jetzt Kaiserschnitt» oder «warten». Die Entscheidung muß immer für den Einzelfall getroffen werden.

Daß immer mehr Kaiserschnitte gemacht werden, muß natürlich im Zusammenhang mit den gesamtgesellschaftlichen Entwicklungen gesehen werden. Wir erwarten heute meist, daß alles zur Verfügung steht – und daß die Medizintechnik optimal genutzt wird. Abweichungen werden in unserer Gesellschaft immer weniger akzeptiert, alles muß bestimmten Normen entsprechen. Kinder erziehen und aufwachsen lassen erfordert einen hohen Aufwand, nicht nur finanziell. Kranke, behinderte Kinder entsprechen zum einen nicht der Norm, zum anderen sind sie erheblich «teurer» in der Versorgung. Neben einem höheren finanziellen Aufwand ist es auch der hohe zeitliche Aufwand, den kaum jemand leisten kann oder zu leisten bereit ist. Dazu kommen die oft beengten Wohnverhältnisse, die typische Situation der isolierten Kleinfamilie ohne personelle Unterstützung durch Großeltern, Freunde. Häufig wollen Mann und Frau arbeiten. So bedeutet eine Behinderung hohe psychische, physische und wirtschaftliche Belastung für Betroffene. Diese Familien- und gesellschaftliche Situation hat einen entscheidenden Anteil an der häufigen Entscheidung für einen Kaiserschnitt. Obwohl wir andererseits wissen, daß sich Behinderungen nicht vermeiden lassen und wahrscheinlich auch durch eine noch so großzügige Kaiserschnitt-Indikation nicht verhindert werden können.

Die Gründe für einen Kaiserschnitt, die im nächsten Kapitel ausführlicher behandelt werden, sind stark zeit- und gesellschaftsabhängig. So galt bis vor einigen Jahren (in den USA oft noch heute) die Regel: Einmal Kaiserschnitt – immer Kaiserschnitt. Diese Aussage ist heute als falsch bewiesen.

Ein anderes Beispiel ist die Kaiserschnitt-Rate bei Beckenendlagen: In der ehemaligen DDR war dies selten ein Grund für einen Kaiserschnitt, in der Bundesrepubklik ist es der häufigste Grund für einen geplanten Kaiserschnitt.

In den Forderungen der Weltgesundheitsorganisation (WHO) zu «Angemessenen Methoden in der Geburtshilfe» heißt es: «Es gibt keinerlei Rechtfertigung für eine Kaiserschnittrate über 10 bis 15 Prozent.»

Trotzdem: An deutschen Kliniken, vor allem an vielen großen Universitätskliniken, ist die Kaiserschnitt-Rate wesentlich höher. Manchmal ist sie aber auch an kleinen Belegabteilungen zu hoch. Dafür gibt es zwei Gründe: Der eine liegt in der Einstellung des jeweiligen Krankenhauses, bzw. der Mitarbeiterinnen und Mitarbeiter, der andere liegt darin, daß einige Krankenhäuser eine besonders hohe Zahl an «Risiko-Patientinnen» haben. Allerdings ist eine Kaiserschnitt-Rate von 30 Prozent und mehr – nach Meinung vieler Fachleute – auch nicht durch viele Risiko-Fälle begründet. Es ist daher aufschlußreich, sich vor der Geburt über die Zahl der Kaiserschnitte an den verschiedenen Krankenhäusern zu informieren. Denn auch die Perinatal-Zentren für sog. Risikoschwangere haben ganz unterschiedliche Sectio-Raten, zwischen 10 und 30 Prozent.

Kapitel 2

Der geplante Kaiserschnitt

Von vornherein, also während der Schwangerschaft, geplante Kaiserschnitte werden *primäre sectiones* genannt. *Sekundäre sectiones* sind Kaiserschnitte, bei denen die Entscheidung nach Geburtsbeginn und/oder Blasensprung, also während der Geburt, gefällt wird.

Außerdem gibt es die Unterscheidung in absolute Indikationen und in relative Indikationen.

Eine *absolute Indikation* bedeutet, es muß (nach dem jetzigen Stand der Erkenntnis der Wissenschaft) immer ein Kaiserschnitt gemacht werden, z. B. wenn der Mutterkuchen zwischen dem Kind und dem Muttermund liegt (Plazenta praevia) oder bei einer Querlage des Kindes.

Eine *relative Indikation* bedeutet, es kann ein Kaiserschnitt gemacht werden, muß aber nicht.

Weiterhin gibt es *mütterliche Indikationen*, der Grund für die Entscheidung zum Kaiserschnitt liegt dann bei der Mutter. Und es gibt *kindliche Indikationen*, wenn der Grund beim Kind zu suchen ist. Auch *gemischte Indikationen* kommen vor.

Mittlerweile werden 70 Prozent aller Kaiserschnitte aus kindlicher Indikation durchgeführt, davon ergeben sich ca. 30 Prozent während der Geburt wegen angeblich drohendem Sauerstoffmangel für das Kind.

Gründe für einen geplanten Kaiserschnitt

Der häufigste Grund ist, wie gesagt, die Beckenendlage des Kindes. Das Baby liegt also mit dem Po (dem Steiß, daher Steißlage), den Füßen oder den Knien voran im Becken. Viele Kliniken machen grundsätzlich einen Kaiserschnitt bei Beckenendlage. Andere bieten die Möglichkeit, das Kind auch vaginal zu bekommen.

Beckenendlage

Heute wird einer schwangeren Frau aufgrund der häufigen Ultraschall-Untersuchungen oft sehr früh erklärt, daß ihr Kind in einer Steißlage liegt. Und viele niedergelassene Gynäkologen und Gynäkologinnen deuten gleichzeitig an, daß dann ein Kaiserschnitt notwendig würde. Lageanomalien wie Beckenendlage sind aber in den ersten 30 Schwangerschaftswochen als völlig normal anzusehen. Wird eine Frau zu einem frühen Zeitpunkt in der Schwangerschaft schon durch entsprechende Äußerungen ihrer Ärztin/ihres Arztes verunsichert, so kann sich die Angst vor einer schwierigeren Geburt negativ auf den Schwangerschaftsverlauf und die Geburt auswirken. Das Kind bleibt aufgrund der Verspannungen vielleicht erst recht so liegen.

Zunächst einmal sollte jede Frau Hoffnung haben, daß sich ihr Kind noch dreht. Bis zur 34. Woche drehen sich viele Kinder noch in die geburtsgünstigere Schädellage. Und auch bis zur Geburt können sie sich noch drehen. Die Wahrscheinlichkeit wird allerdings immer geringer, je weniger Platz da ist zum Ende der Schwangerschaft.

Außerdem kann diese Drehung des Babys unterstützt werden.

Es lohnt daher, sich in der Umgebung umzuhören, ob es Hebammen, Geburtsvorbereiterinnen, Ärztinnen, Ärzte gibt, die Erfahrung mit bestimmten Methoden haben.

Erfolge können die folgenden Methoden verzeichnen:

«Indische Brücke»: Diese Methode bietet sich an, da alle Frauen sie selbst durchführen können.

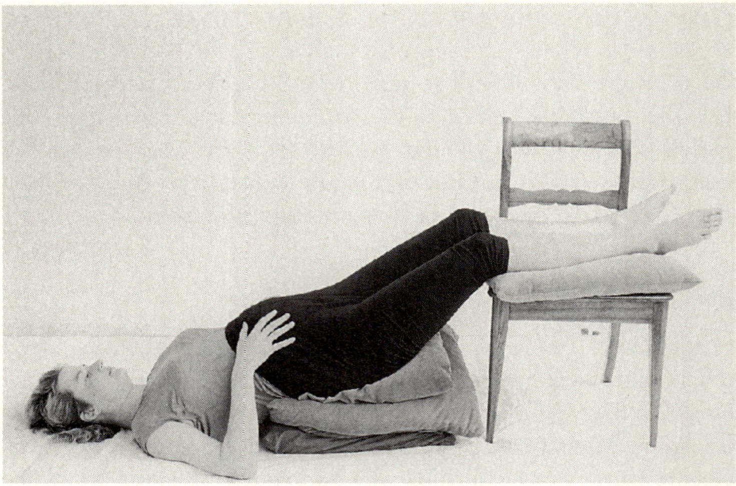

«Indische Brücke» zur Wendung bei Beckenendlage

Auf dem Foto ist dargestellt, wie die schwangere Frau das Becken hoch lagern sollte. Möglichst zweimal am Tag zehn bis zwanzig Minuten sollte sie es sich auf diese Weise «gemütlich» machen. Der Magen sollte dabei leer sein. Am sinnvollsten ist es, die Lagerung mit Atem- und Entspannungs- oder Wahrnehmungsübungen zu verbinden. Mit dem Kind Kontakt aufzunehmen und ihm gut zuzureden, sich zu drehen, erhöht die Chance des Erfolges.

Weitere Möglichkeiten, eine Drehung des Kindes zu beeinflussen, sind die Akupunktur, Moxibustion, Haptonomie, Metamorphose u. a.

Bei der Moxibustion wird mit einer Art Räucherstäbchen ein bestimmter Punkt am Zeh stimuliert. Die Haptonomie «funktioniert» über Berührung und Kontaktaufnahme mit dem Kind. Metamorphose ist eine spezielle Massage bestimmter Bereiche des Fußes.

Auch die «äußere Wendung» wird in Kliniken wieder häufiger durchgeführt. Hierbei wird das Kind äußerlich von der Ärztin oder dem Arzt mit den Händen in die richtige Richtung gedreht. Diese Maßnahme wird normalerweise in «Sectio-Bereitschaft» – also im

Operationssaal oder in dessen Nähe mit dem OP-Personal in Bereitschaft – durchgeführt. Manche Kliniken legen dafür eine Periduralanästhesie, um eine größtmögliche Entspannung der Bauchmuskulatur zu erreichen.

Die Erfolgsquote liegt nach neuesten Statistiken bei über 50 Prozent, und auch die Risiken für Mutter und Kind sind gering.

Falls der jeweils durchgeführte Wendungsversuch nicht gelingt, kann das auch daran liegen, daß das Kind einen bestimmten Grund hat, falsch herum zu liegen, z. B. wenig Fruchtwasser, eine Gebärmutterfehlbildung oder auch eine kurze Nabelschnur.

Es gibt vielfältige Ursachen für die geburtsungünstige Lage – dazu gehören auch psychische Gründe. Daher lohnt es sich, einmal zurückzuverfolgen, seit wann das Kind falsch herum liegt und was zu diesem Zeitpunkt eventuell Besonderes geschehen ist. Dann kann z. B. ein ausführliches Gespräch mit einer Hebamme oder anderen Personen im Zusammenhang mit bestimmten Entspannungsübungen zum Erfolg führen, d. h., das Kind dreht sich.

Bleibt das Kind bis zur Geburt mit dem Kopf oben liegen, so können Eltern sich informieren, ob sie eine vaginale Geburt versuchen können oder gleich ein Kaiserschnitt gemacht wird. Die Empfehlungen der Kliniken sind da sehr unterschiedlich – und eine Klinik, die in diesem Fall grundsätzlich einen Kaiserschnitt macht, rät natürlich auch dazu.

Vereinbart eine Frau mit der Klinik eine vaginale Geburt bei Beckenendlage, so werden noch einmal die Größenverhältnisse abgeklärt, soweit das vorher möglich ist. Während der Geburt wird in vielen Kliniken oft eine Periduralanästhesie (s. S. 30 ff, 43 ff) durchgeführt. Vor allen Dingen beim ersten Kind wird auch ein Dammschnitt gemacht. So wird versucht, möglichst Nachgiebigkeit und Raum zu schaffen, denn bei einer Steißlage kommen die «größeren Teile», also Kopf und Schulter, erst zum Schluß. Auch hierbei besteht wieder die ärztliche Kunst darin, nicht zu früh einzugreifen, aber im richtigen Moment, wenn es erforderlich ist. Kliniken, in denen die Möglichkeit zur vaginalen Geburt bei Beckenendlage besteht, haben in der Regel erfahrene Ärztinnen und Ärzte, die diese Geburt begleiten.

Neben der Beckenendlage gibt es noch andere Lagen des Kindes, die von vornherein eine Kaiserschnitt-Geburt anraten lassen:

– Vor allem bei Quer- und Schräglagen (falls sich das Kind nicht drehen läßt).

– Bei Frühgeburten bis zur 32. Schwangerschaftswoche und mangelernährtem Kind durch die nicht mehr optimal arbeitende Plazenta (= Plazentainsuffizienz) wird heute häufig ein Kaiserschnitt zur Schonung und Vermeidung von Hirnblutungen bei den Kindern durchgeführt. Bei Schädellagenkindern bis 1200 Gramm (das entspricht etwa der 31./32. Schwangerschaftswoche) und bei Beckenendlagenkindern bis 1500 Gramm scheint die Kaiserschnitt-Geburt Vorteile zu haben. Aber auch diese Angaben unterliegen ständigen «wissenschaftlichen» Änderungen. Die Schwangerschaftswoche sollte vorher mit einer Schwangerschaftsscheibe nochmals abgeklärt werden.

– Bei einem Nabelschnurvorfall, der z. B. nach einem Blasensprung vorkommen kann. Wenn die Nabelschnur zwischen den Kopf des Kindes und dem Beckenausgang rutscht, ist das Kind in der Regel nicht mehr ausreichend mit Sauerstoff versorgt. Daher ist ein eiliger Kaiserschnitt notwendig.

– Bei übergroßen Kindern wird häufiger ein Kaiserschnitt durchgeführt. Übergroße Kinder kommen z. B. bei schwangerschaftsbedingter Zuckererkrankung (Gestationsdiabetes) und vorbestehender Zuckererkrankung der Mutter (Diabetes mellitus) vor. Es muß jedoch nicht grundsätzlich bei großen Kindern ein Kaiserschnitt gemacht werden.

– Bei Zwillingen wird oft ein Kaiserschnitt gemacht, wenn der erste Zwilling in Beckenendlage liegt. Selten wird nach der Geburt des ersten Zwillings beim zweiten ein Kaiserschnitt durchgeführt. Drillinge und mehr werden meist durch Kaiserschnitt geboren.

Die oben genannten Gründe bezogen sich auf das Kind. Es gibt aber auch Gründe für einen Kaiserschnitt, die von der Mutter ausgehen. Das können sein:

– Eine ganz oder teilweise vor dem Muttermund liegende Plazenta (= Plazenta praevia). Oft liegt die Plazenta in der Schwangerschaft vor dem Muttermund, zieht sich aber zum Geburtstermin hin hoch (man sagt, die Plazenta «wandert»). Liegt die Plazenta lediglich tief, kann auch eine normale Geburt erfolgen. Da eine Lageanomalie der Plazenta häufig auftritt, sollte sie in der Frühschwangerschaft nicht dokumentiert und mitgeteilt werden, um keine unnötigen Ängste entstehen zu lassen.

– Bei ausgedehnter vorzeitiger Lösung der Plazenta muß oft sofort ein Kaiserschnitt durchgeführt werden. Anzeichen dafür können Blutungen und Schmerzen sein.

– Hat die schwangere Frau eine schwere EPH-Gestose (im Volksmund «Schwangerschaftsvergiftung» = Präeklampsie), so kann das der Grund für einen Kaiserschnitt sein. Symptome für eine Präeklampsie sind starke Blutdruckerhöhungen, Eiweißausscheidung im Urin, schwere, plötzliche Wassereinlagerung im Körpergewebe.

– Enge, verformte Becken sind heute höchstens nach Unfällen ein Grund. Bei einem großen Kopf des Kindes und vermutetem engem Becken wird der Geburtsverlauf oft erst abgewartet. Denn vorher ist kaum absehbar, wie das Zusammenspiel von Geburtseinstellung des kindlichen Kopfes und Beckenverhältnissen klappt. Die früher durchgeführten Röntgenaufnahmen des Beckens bringen keine weiteren Erkenntnisse für die Leitung einer Spontangeburt.

– Weitere seltene Gründe sind Infektionen, z. B. ein erstmalig aufgetretener Herpes im Genitalbereich oder Myome, die vor der Schwangerschaft entfernt worden sind und zu einer erheblichen Schwächung der Gebärmutterwand geführt haben.

Hatte eine Frau schon zwei oder mehrere Kaiserschnitte, wird in den meisten Kliniken erneut ein Kaiserschnitt durchgeführt.

Die Mitteilung, ein Kaiserschnitt sei wahrscheinlich notwendig, löst zunächst Schrecken und vielleicht Angst aus. Bei einem geplanten Kaiserschnitt haben die schwangere Frau und ihr Partner die Chance, sich auf die Situation einzustellen, sich zu informieren und ihre Wünsche zu äußern.

Sie können die Frage nach Alternativen stellen, z. B. bei einer Beckenendlage, und sie können eventuell auch in Ruhe eine Klinik suchen und mit verschiedenen Menschen, z. B. im Geburtsvorbereitungskurs, über ihre Gefühle sprechen.

Überlegungen für die Auswahl der Klinik und mögliche Kriterien

Auch die Kaiserschnitt-Geburt ist die Geburt eines Kindes – und nicht ein rein passives Überlassen und Erleben. Jede Mutter und jeder Vater kann das Geschehen aktiv mitgestalten. Diese Mitgestaltung und aktive Teilnahme können den Erfolg und die schnelle Genesung verstärken. Es lohnt also, sich vorher Gedanken zu machen, was einem wichtig ist, und die für sich richtige Geburtsklinik herauszufinden. Voraussetzung für die Auswahl ist vor allem das Gefühl, dort gut aufgehoben und versorgt zu sein. Natürlich gibt es auch ganz spezielle, fachliche Gründe, in eine bestimmte Klinik zu gehen. Dafür besteht aber nur bei seltenen und schwierigen Erkrankungen ein Grund oder bei Kindern, die erhebliche Zeit zu früh kommen.

Wenn also nicht von vornherein das Krankenhaus feststeht, müssen sich die Eltern überlegen, was ihnen für die Wahl wichtig ist.

Kriterien dafür können z. B. sein

– Ist die Kaiserschnitt-Geburt mit Vollnarkose oder/und mit PDA (Periduralanästhesie, s. S. 30 ff, 43 ff) möglich?

– Kann der Vater dabeisein? Nur bei Kaiserschnitt mit PDA oder auch bei Vollnarkose?

– Bekommt der Vater das Kind gleich nach der Geburt – oder nach welchem Zeitraum –, und kann er Körperkontakt mit seinem Kind haben?

– Ist es unter bestimmten Voraussetzungen möglich, das Einsetzen der Wehen abzuwarten, bevor die Operation beginnt? Kinder, die zunächst Wehen im Mutterleib gespürt haben, geht es meist besser nach der Geburt (Kaiserschnitt-Schock-Syndrom, s. S. 152). Auf der anderen Seite ist es aber für die Krankenhäuser organisatorisch aufwendiger, wenn geplante Kaiserschnitte nicht auf einen bestimmten Termin gelegt werden.

– Wird eine Kinderärztin/Kinderarzt gerufen? Generell? Oder nur bei eventuell zu erwartenden Schwierigkeiten für das Kind?

– Ist «rooming-in» nach Kaiserschnitt möglich, und wie wird es in der Klinik gehandhabt? Kann das Kind auch nachts bei der Mutter sein?

– Wie wird das Stillen unterstützt? Hier fragt man am besten Frauen, die in der Klinik waren und Erfahrungen sammeln konnten.

– Kann der Vater zur Unterstützung der Mutter möglichst viel anwesend sein in den Tagen danach?

– Falls das Kind sehr früh kommt oder Schwierigkeiten des Kindes nach der Geburt zu erwarten sind, ist es günstig, eine Klinik zu wählen, die eine neonatologische (Frühgeborenen-Intensiv-)Station hat. Im Idealfall sollte diese dann aber auch direkt neben der Wochenstation sein, um den Kontakt zwischen Mutter und Kind zu vereinfachen.

Jede Frau/jedes Paar muß für sich herausfinden, welche Umgebung für sie und ihr Kind richtig ist, wo sie sich am besten aufgehoben fühlen. Vielleicht sind dafür auch noch völlig andere Punkte ausschlaggebend.

Vorstellung in der Klinik

Nachdem eine eventuelle Kaiserschnitt-Geburt angekündigt wurde, sollte sich jede schwangere Frau möglichst bald in der Klinik ihrer Wahl «vorstellen». Dort wird die «Krankengeschichte» (Anamnese) erhoben, wahrscheinlich noch einmal untersucht, Ultraschall gemacht etc.

Bei diesem Klinikgespräch können dann auch die eigenen Wünsche und Vorstellungen, aber auch eventuelle Ängste angesprochen werden.

Es kann sein, daß die Klinikärzte dann nicht gleich zu einem Kaiserschnitt raten, sondern eher dazu, zunächst eine Spontangeburt zu versuchen. Denn es gibt zu vielen Situationen in der Medizin unterschiedliche Meinungen und Erfahrungen. So kann eine Klinik mit entsprechender Einstellung eine Beckenendlage vaginal entbinden, während die niedergelassene Ärztin oder der Arzt zu einem Kaiserschnitt rät. (Vielleicht, weil sie/er an einer Klinik ausgebildet wurden, in der generell in diesem Fall nur Kaiserschnitte gemacht wurden.)

Auch die Möglichkeiten der Narkose sollten angesprochen werden. Die endgültige Entscheidung ob Vollnarkose oder Periduralanästhesie (PDA) sollte mit der Anästhesistin/dem Anästhesisten nach einem ausführlichen Gespräch erfolgen.

Die Anwesenheit des Partners und andere im vorherigen Abschnitt genannten Aspekte können geklärt werden.

Geburtsvorbereitungskurse

Ein Geburtsvorbereitungskurs ist auch dann sinnvoll, wenn schon vorher klar ist, daß es eine Kaiserschnitt-Geburt wird. In einem idealen Kurs wird umfassend auf die Geburt – auch die operative – und die Zeit danach vorbereitet. So können auch Frauen und Paare mit geplantem Kaiserschnitt von den Körperübungen und den Tips profitieren, die in der Schwangerschaft Beschwerden erleichtern, vom Austausch mit anderen werdenden Eltern über Unsicherheiten und Ängste. Auch die Übungen zur Entspannung, Körperwahrnehmung und zum Atmen können Ihnen sowohl beim Kaiserschnitt selbst als auch für die Zeit danach helfen. Die Informationen und die Vorbereitung auf das Stillen und das Eltern-Sein sind für Sie ebenso wichtig wie für alle anderen werdenden Eltern.

Kurse, in denen nur mit Körperübungen, Atmung und Entspannung auf die Geburt vorbereitet und auch nur der «normale» Geburtsablauf vorgestellt wird, sind daher nicht so geeignet. Am besten informieren Sie sich bei der Kursleiterin über den Inhalt, und auch bei Frauen, die einen solchen Kurs besucht haben. (Hierbei sollten Sie nach unserer Erfahrung aber folgendes berücksichtigen: Frauen und Männer verdrängen oft oder « hören darüber hinweg», daß auch über schwierige Geburten und Kaiserschnitt im Kurs gesprochen wird.)

Frauenärztinnen und -ärzte raten Frauen mit bestimmten Risiken oft ab, in einen Geburtsvorbereitungskurs zu gehen. Das liegt zum Teil daran, daß sie vermuten, es würde dort ausschließlich Gymnastik gemacht. Gerade aber für Frauen, die Probleme mit «vorzeitigen Wehen» o. a. haben, kann die Teilnahme an einem ganzheitlichen Geburtsvorbereitungskurs sehr hilfreich sein.

Falls es nicht möglich ist, einen guten, umfassenden Geburtsvorbereitungskurs zu finden, kann das Buch «Geburtsvorbereitung», erschienen bei Rowohlt in der Reihe «Mit Kindern leben», eine große Hilfe sein.

Vorbereitung auf eine Kaiserschnitt-Geburt

Sowohl die betroffene Frau als auch ihr Partner können sich bei einem geplanten Kaiserschnitt auf die Geburt vorbereiten. Unbekannte Situationen machen allen Menschen angst. Darum hilft es den meisten Menschen, auf das Geschehen durch möglichst ausführliche Informationen und Aufklärung vorbereitet zu werden. Je genauer der Ablauf bekannt ist, desto weniger Ängste. Wer über die Operation, ihre Vorbereitung und das «Danach» genau Bescheid wissen will, kann das im Kapitel «Ablauf der Kaiserschnitt-Geburt», S. 40ff, nachlesen. Wenn Sie zu den Frauen gehören, die möglichst viel vorher wissen wollen, um sich auf die Situation einzustellen, dann fragen Sie alle, die Ihnen darüber berichten können: Frauen, die eine Kaiserschnitt-Geburt hatten, Hebammen, Ärztinnen und Ärzte, Geburtsvorbereiterinnen usw. Frauen, die schon einige Zeit vor der Geburt im Krankenhaus liegen müssen, haben die Gelegenheit, sich bei anderen Frauen und dem Klinikpersonal über die anstehende Kaiserschnitt-Geburt zu informieren.

Manche Frauen/Paare haben die Neigung, die Erzählungen über das Geburtsgeschehen zu dramatisieren bzw. die negativen Seiten zu betonen. Es hilft sicher eher, sich die positiven Berichte anzuhören und sich nicht von «Horrorgeschichten» beeinflussen zu lassen. Vielen hilft es aber, vorher zu wissen, welche Situationen oder Maßnahmen unangenehm sein können. Zum einen kann man sich darauf einstellen, zum anderen kann man eventuell vorbeugend etwas unternehmen. Wenn z. B. bekannt ist, daß man im entsprechenden Krankenhaus im Vorraum des Operationssaales eine Weile allein ist, während das Personal sich vorbereitet, kann man absprechen, daß der Partner oder eine Freundin noch anwesend sein dürfen.

Es ist wenig hilfreich, die Ängste vor einem solchem Eingriff zu verdrängen. Sich die Angst einzugestehen, mit anderen darüber zu sprechen hilft mehr, als so zu tun, als gäbe es sie nicht: Angst vor der Operation, vor der Körperverletzung, vor der Narkose, dem Ausgeliefertsein und vor dem Tod. Wohl die meisten Menschen haben vor einer Narkose den Gedanken, einzuschlafen und nicht wieder aufzuwachen.

Wie auch die Angst vorm Fliegen am ehesten durch viel Information gemindert werden kann, so auch vor einer Operation. Je mehr man über die Routine eines solchen Eingriffs weiß, desto kleiner wird der beunruhigende Faktor des Unbekannten.

Eine Angst, die heute viele vor einer Operation beschäftigt, ist die Sorge, Bluttransfusionen bekommen zu müssen. Eigenblut können schwangere Frauen normalerweise nicht vor einem Kaiserschnitt spenden, da das Blut für die Versorgung des ungeborenen Kindes benötigt wird.

Falls die Chance besteht, sich auf den Kaiserschnitt vorzubereiten, kann man in diesem Buch oder von anderen betroffenen Frauen einiges über die Zeit danach erfahren. Denn dadurch können viele Probleme abgemildert werden.

Wenn klar ist, daß das Kind nach der Geburt – und möglichst lange – gestillt werden soll, ist eine gute Vorbereitung sinnvoll. Es gibt in fast allen Städten und Regionen Stillgruppen der Arbeitsgemeinschaft freier Stillgruppen oder der La Leche League. Dort sind Schwangere immer willkommen und können von den Erfahrungen der anderen Mütter profitieren. Auch eine Einzelberatung bei einer Still- oder Laktationsberaterin kann von vornherein Stillprobleme vermeiden. So kann man sich schon die Stillhaltungen zeigen lassen, die Vermeidung wunder Brustwarzen (beides hängt eng zusammen) usw.

Auch der Stress in der ersten Zeit zu Hause kann durch gute Vorbereitung gemildert werden. Wenn möglich sollte in der Schwangerschaft schon auf Vorrat eingekauft, vorgekocht und eingefroren werden. Das Vorkochen ist weniger für den Mann gedacht, der dann ein paar Tage allein zu Hause ist. Er kann sich ja selbst versorgen. Aber die erste Zeit mit dem Kind brauchen sich dann beide Partner nicht damit zu belasten. Auch die Erledigung aller Schreib- und Haushaltsarbeiten, die vorher erfolgen kann, gibt ein gutes «Polster» für die Zeit danach.

Für den «Klinikkoffer» sollten neben den üblichen Sachen für einen Krankenhausaufenthalt folgende Dinge bereitgelegt werden:

- Nachthemden mit langen Knopfleisten (zum Stillen)
- möglichst große, ruhig ältere Schlüpfer oder Wegwerfhöschen (der Bund darf nicht zu tief sitzen wegen der Narbe), eventuell werden Höschen vom Krankenhaus gestellt.
- Schuhe (Schlappen) zum Reinschlüpfen
- Still-BHs, die sich ganz einfach öffnen lassen
- Waschlappen und Handtücher, eventuell zur Einmal-Benutzung
- etwas zum Lesen und zum Schreiben (z. B. Tagebuch)
- ein Still-Buch oder Informationsbroschüre «Stillen nach Kaiserschnitt», z. B. von der Arbeitsgemeinschaft freier Stillgruppen, (Adresse s. Anhang)
- wenn schon ein Schaffell für das Kind vorhanden ist, kann es mitgenommen werden (die Mutter sollte vorher darauf schlafen, dieser vertraute Geruch hilft dem Kind)
- Seiden/Woll-Stilleinlagen
- eventuell Walkman mit Lieblingskassetten
- Fotoapparat mit hochempfindlichen Filmen, damit kein Blitzlicht benutzt wird, etc.

Vorbereitung des Partners auf eine Kaiserschnitt-Geburt

Ein Mann kann seine Frau schon während der Schwangerschaft begleitend unterstützen. Er kann bei den Untersuchungen dabeisein und die Entscheidung für oder gegen einen Kaiserschnitt, falls es Alternativen gibt, mittragen. Die endgültige Entscheidung aber muß sich *nur* nach der Frau und ihren Wünschen richten.

Die Eltern sollten sich vorher genau überlegen, ob der Mann bei der Kaiserschnitt-Geburt im Operationssaal dabeisein will oder nicht.

Männer, die dabei waren, berichten, daß sie dadurch weniger Angst und Verlassenheit und weniger negative Gefühle gespürt haben. Im Gegenteil: Sie empfanden eher Freude und Glück, daß sie bei der Geburt anwesend sein konnten. Auch den Frauen werden durch die Anwesenheit des Partners Ängste genommen. Von den Kliniken gibt es kaum Berichte über Schwierigkeiten durch anwesende Männer. Es gibt aber Kliniken, die sich einen Haftungsausschluß unterschreiben lassen, wenn Begleitpersonen mit im Operationssaal sind. Positiv wird von den Männern erlebt, wenn ihnen viel erklärt wird, wenn sie mit einbezogen werden. Wichtig ist, daß der Partner direkt bei seiner Frau sein, sie berühren und sehen kann. Ist er beim Legen der PDA dabei, sollte er sich vor die Frau setzen, sie liebevoll streicheln, halten, ruhig und gleichmäßig mit ihr atmen und nicht direkt beim Legen des Katheters zusehen.

Nicht nur bei einem Kaiserschnitt mit PDA ist der Partner wichtig. Nach einer Vollnarkose kann der Mann seiner Partnerin genau erzählen, wie das Kind geboren wurde, was abgelaufen ist, und so die Lücke füllen, die durch den Narkoseschlaf entstanden ist. Er kann auch Fotos von der Geburt machen (ohne Blitzlicht), wenn er seine Frau dadurch nicht «vernachlässigt». Nach dem Kaiserschnitt ist der Vater direkt für sein Kind da und kann es nehmen.

Männer sind heute fast immer im Kreißsaal dabei – und auch immer häufiger bei einer Kaiserschnitt-Geburt. Besprechen Sie trotzdem Ihre Ängste und Vorbehalte. Der Vorteil für die Frau liegt sicher darin, daß sie Trost und Ablenkung erfährt. Das gilt umgekehrt auch für den Vater, denn wenn er vor der Tür des Operationssaales steht, wird er sich sicher größere Sorgen machen und sich den Ablauf schrecklicher ausmalen, als er ist. Der gemeinsame erste Moment kann ein bedeutendes, schönes Erlebnis für den Familienstart werden.

Der anwesende Partner sollte mit seiner Aufmerksamkeit aber wirklich bei seiner Frau sein und nicht nur interessiert und neugierig bei der Arbeit der Ärzte zusehen. Sonst kann es leicht passieren, daß ihm doch übel wird oder daß er die Situation als sehr unangenehm erlebt. Das Dabeisein kann auch deswegen schwierig sein, weil die Männer gar nicht wissen, was sie erwartet. Daß sie OP-Kleidung anziehen und eine Haube tragen müssen, wissen sie vielleicht. Aber wo sollen sie stehen, können sie etwas tun, und was geschieht eigentlich mit ihrer Partnerin? Die Vorbereitung – auch des Partners – unterstützt, daß die Geburt trotz der veränderten Bedingungen ein positives Erlebnis wird.

Viele Frauen aber wollen ihren Mann nicht mit im OP haben. Dieser Wunsch muß immer respektiert werden. Der direkte Kontakt mit dem Kind kann trotzdem gleich stattfinden. Denn wenn es dem Kind gutgeht, kommt die Hebamme direkt zum Vater. Und beide gemeinsam kümmern sich um das Kind. Die Hebamme wird den Vater sicher unterstützen, sich gemütlich zu setzen oder hinzulegen und sein Kind auf seinen (nackten!) Körper zu legen. Jetzt ist Zeit zum Kennenlernen, zum Streicheln, Massieren und ruhigem Zureden. Auch das Saugbedürfnis des Babys kann der Vater befriedigen, indem er es am Finger lutschten läßt. Wenn er möchte, kann er das Baby mit der Hebamme zusammen baden.

Ein Vater kann auch von den Erzählungen anderer Väter, die dabei waren, profitieren. So sollte er wissen, daß die Wirkung der Vollnarkose noch eine Weile andauert bzw. ausklingt. Die Frau kann dann zwar schon mit ihm zusammensein, sie kann aber vielleicht noch nicht richtig sprechen und auch nicht ihre Bewegungen kontrollieren. Gelegentlich hat sie zur Atemunterstützung noch eine Plastiksonde in der Nase oder einen Gummischlauch im Mund. Wenn einem Mann dies bekannt ist, wird es ihn nicht so beunruhigen.

Überlegungen zur Anästhesie

Nicht in jedem Krankenhaus ist die freie Wahl möglich. In einigen Häusern wird die PDA nicht angeboten, weil die Ärztinnen und Ärzte keine oder kaum Erfahrung mit dem Legen dieser Leitungsanästhesie haben. (In manchen Kliniken wird die PDA auch von den Geburtshelfer/innen gelegt.) Es gibt auch medizinische und psychologische Gründe für oder gegen die eine oder andere Methode. Ein Grund ist z. B. starke Blutarmut durch Blutverlust: Das spricht gegen eine PDA, da es nach dem Wirkungseintritt des Medikamentes zu einem Blutdruckabfall kommen kann. Bei «Nervenerkrankungen» wie multipler Sklerose legte man früher nie eine PDA, heute weiß man, daß die PDA offensichtlich keinen Einfluß auf den Krankheitsverlauf hat. Bei einer Präeklampsie legt man lieber eine PDA, da die Blutdrucksenkung eine erwünschte Wirkung ist. Manchmal besteht eine Störung der Blutgerinnung, z. B. eine niedrige Thrombozytenzahl (weiße Blutplättchen), dann kann keine PDA gelegt werden. Diese medizinischen Gründe müssen natürlich berücksichtigt werden.

Falls man die Entscheidung hat, ob der Kaiserschnitt in Vollnarkose oder mit Periduralanästhesie durchgeführt wird, sollte sie nach gründlicher Information erfolgen. Auch hier können Erfahrungsberichte anderer Frauen eine Hilfe sein. Noch wichtiger ist aber, sich zu überlegen, was man sich selbst zumuten kann. Denn im Operationssaal geht es schon anders zu als im Kreißsaal, und Frauen, die nur eine örtliche Betäubung, also eine PDA, haben, bekommen natürlich alle Gespräche und Geräusche mit.

Zur Entscheidungsfindung sollen einige Vor- und Nachteile sowohl der PDA als auch der Vollnarkose aufgelistet werden:

Vorteile der Periduralanästhesie (PDA)

– Der große Vorteil für die Mutter liegt bei einer lokalen Betäubung wie der PDA darin, daß sie das erste Schreien hört und ihr Kind sofort nach der Geburt sehen kann. Ihr Baby wird ihr gleich gezeigt, an das Gesicht (mehr ist ja nicht frei) gehalten, sie kann es berühren, beschnuppern und küssen. Im günstigsten Fall bleibt es bei ihr und dem Vater im Operationsraum, vielleicht kann sie es sogar schon das erste Mal anlegen, während gleichzeitig die Operation, die jetzt noch eine ganze Weile dauert, fortgesetzt und beendet wird.

– Geht es dem Kind nicht so gut, hat es z. B. Schwierigkeiten mit der Atmung, sind diese ersten Kontakte verständlicherweise nur eingeschränkt oder gar nicht möglich. Dann geht die Versorgung des Kindes vor. Kurz gezeigt werden sollte es der Mutter auf jeden Fall, denn das verringert ihre Ängste.

– Obwohl Vollnarkosen heute auch sehr gut, nämlich minimal, dosiert werden können, ist die medikamentöse Belastung des Körpers bei einer PDA geringer.

– Die auch heute noch vorkommenden Nachwirkungen einer Vollnarkose wie Müdigkeit und Übelkeit entfallen. (Bei einem stärkeren Blutdruckabfall können sie aber auch bei einer PDA auftreten.)

– Bei der PDA kann eine Frau Berührungen spüren, aber sie hat normalerweise keine Schmerzen.

– Das Betäubungsmittel kann jederzeit nachdosiert werden.

– Als Vorteil kann auch gesehen werden, daß der Katheter, der für die PDA gelegt wurde, nach der Geburt liegenbleiben kann. So kann bei Schmerzen im Wochenbett das Betäubungsmittel leicht nachgespritzt werden. Das Pflegepersonal mag dies allerdings nicht so gern, da die Frau dann nach dem Kaiserschnitt schlecht oder gar nicht aufstehen kann. Es ist aber erwünscht, möglichst schnell wieder aufzustehen.

– Das erste Stillen ist nach dieser örtlichen Betäubung meist einfacher als nach einer Vollnarkose.

– Die Mittel, die zur Betäubung bei der PDA eingesetzt werden, gehen nach heutigen Erkenntnissen kaum auf das Kind über.

– Frauen haben durch das bewußte Miterleben nicht das Gefühl, daß da «ein Loch» ist, an das sie sich nicht erinnern können. Die Frau hat die Geburt bewußt miterlebt, und so fällt es ihr leichter, das Kind als ihres, das sie geboren hat, anzunehmen.

Nachteile der Periduralanästhesie (PDA)

– Das «Setzen» einer PDA ist zeitaufwendig. Wenn es also schnell gehen soll, muß eine Vollnarkose gemacht werden.
– Es kann vorkommen, daß die PDA nicht hundertprozentig «sitzt», d. h., sie wirkt nicht überall. In diesem Fall muß dann doch noch eine Vollnarkose gemacht werden. Das ist manchmal auch notwendig, wenn das Kind geboren ist und das Zunähen beginnt.
– Während die PDA gelegt wird, muß die Frau eine ganze Weile sehr still sitzen und einen runden Rücken («Katzenbuckel») machen, den Kopf auf die Brust gelegt. Bei starken, häufigen Wehen wird gelegentlich ein wehenhemmendes Medikament gespritzt, um den Abstand der Wehen zu verlängern. Dadurch wird die Zeit zwischen den Wehen etwas länger, die der Anästhesist braucht, um die PDA «zu legen».
– Die Beine können nach der Operation noch ca. drei bis fünf Stunden «taub» sein.
– Die Frau bekommt die Operation mit. Sie sieht zwar nicht, was gemacht wird, doch hört sie alles. Außerdem kann sie bestimmte Maßnahmen auch spüren. Ist das nicht vorher bekannt, irritiert es verständlicherweise sehr.

Wie bei allen Medikamenten und medizinischen Eingriffen kann es auch bei einer PDA zu Problemen kommen. Dazu gehören eventuell:
– Blutdruckabfall, der zu einer Sauerstoffminderversorgung der Gebärmutter, der Plazenta und damit des Kindes führt. Gelegentlich muß dann doch schnell ein Kaiserschnitt in Vollnarkose durchgeführt werden.
– Manchmal können starke Kopfschmerzen für einige Tage auftreten (man rechnet mit ein bis fünf Prozent aller Fälle). Das geschieht, wenn aus Versehen die PDA eine Schicht tiefer gelegt wird, durch die harte Hirnhaut hindurch, quasi unbeabsichtigt eine Spinalanästhesie (s. S. 33, 45) gelegt wird.
– Im Extremfall – das sollte aber eigentlich nicht passieren – steigt das Betäubungsmittel auf, statt sich an den Nervenbahnen im Becken entlang zu verbreiten. Das kann Maßnahmen erforderlich

machen wie z. B. eine Vollnarkose. Klagt die Frau über Luftnot, denken Narkoseärztinnen/-ärzte häufig an diese Problematik. Meist sind aber nur die Nervenfasern betäubt, die den Zwerchfellstand rückmelden, die Atmung funktioniert dabei bestens. Wenn dies der Frau erklärt wird, verliert sich die Angst – und die Luftnot ist damit meist schon behoben.

– Gelegentlich, vor allem nach der Geburt des Kindes, tritt nicht unterdrückbares Zittern auf.

In einigen Krankenhäusern wird statt einer PDA eine sog. Spinalanästhesie durchgeführt. Für diese lokale Betäubung gilt das gleiche wie für die PDA, sie wird eine Schicht tiefer gespritzt und wirkt schneller. Frauen klagen allerdings häufiger über Kopfschmerzen danach.

Vorteile der Spinalanästhesie:

– Einfache Technik.
– Rascher Wirkungseintritt.
– Zuverlässige Wirkung.

Nachteile der Spinalanästhesie:

– Teilweise schlagartiger Blutdruckabfall.
– Postspinale Kopfschmerzen (2 bis 23 Prozent).
– Kein Nachspritzen möglich.

(Zur Durchführung der PDA und der Spinalanästhesie s. S. 43.)

Vorteile der Vollnarkose

– Die Vollnarkose ist jederzeit schnell anwendbar. In den Situationen, in denen es schnell gehen muß, wird daher immer eine Vollnarkose gewählt.

– Mit Wirkung der Vollnarkose ist man völlig schmerzfrei.

– Sowohl die Umgebung als auch die eigentliche Operation werden nicht bewußt miterlebt.

– Das Narkosemittel kann jederzeit nachdosiert werden, falls die Operation z. B. einmal länger dauert.
– Durch kurz wirksame Medikamente ist die Vollnarkose gut steuerbar.

Nachteile der Vollnarkose

– Die bekannten Nebenwirkungen nach einer Narkose können auftreten, z. B. Übelkeit, Erbrechen, Schläfrigkeit oder Schütteln und Kältezittern. Deshalb sollte das Bett, in das die Frau nach der Operation gelegt wird, immer vorgewärmt sein.
– Die Narkosemittel gehen auf das Kind über und beeinträchtigen es. Die Beeinträchtigung des Kindes ist abhängig von den verwendeten Medikamenten und deren Dosierung. So kann es sein, daß der Saugreiz des Kindes in den ersten Tagen nach der Geburt geschwächt ist.
– Da die Frau die Geburt nicht miterlebt, hat sie im nachhinein oft das Gefühl, es fehle ihr etwas. Vielleicht hat sie anfangs sogar Schwierigkeiten, das Kind anzunehmen. Zunächst überwiegt das Gefühl, eine Operation hinter sich, nicht aber eine Geburt erlebt zu haben.
– Bei einer Vollnarkose wird Atemluft und Narkosegas über einen Tubus (= Schlauch) in die Lungen geleitet. Der Schlauch wird nach dem «Einschlafen» gelegt. Dadurch wird gelegentlich eine Schleimhautreizung der Luftröhre verursacht, die nach der Narkose zu Hustenreizen führt, oder es tritt eine Heiserkeit auf, ein Gefühl wie am Anfang einer Erkältung. Das kann durch die Erschütterung der Wunde zu Schmerzen führen.

Lebensbedrohliche Zwischenfälle treten bei beiden Narkoseformen kaum noch auf. Falls eine Frau die Wahl zwischen verschiedenen Narkoseformen hat, sollte sie sich überlegen, welches ihr Weg ist. Es gibt viele Frauen, die beide Erfahrungen gemacht haben und die Vorteile der PDA – Wachsein für das Kennenlernen des Kindes – rühmen. Trotzdem entscheiden sich ab und zu Mütter beim zweiten Kind für eine Vollnarkose, weil sie die OP-Atmosphäre und alles drumherum zu sehr ängstigt.

Kapitel 3

Der ungeplante Kaiserschnitt

Ungefähr die Hälfte aller Kaiserschnitte ist ungeplant, nicht vorhersehbar. Entweder kurz vor oder während der Geburt ergibt sich eine Situation, die ihn notwendig macht.

Gründe für einen Kaiserschnitt, die bei der Geburt auftauchen können

Die Gründe für einen Kaiserschnitt während der Geburt können unterschiedlich sein:

– Der häufigste Grund für eine schnelle Geburtsbeendigung – und somit meist Kaiserschnitt – sind Herztonveränderungen beim Kind. Durch die Aufzeichnung der kindlichen Herztöne mit dem Cardiotokographen (= CTG, Herzton-Wehen-Schreibung) werden Unregelmäßigkeiten wie zu langsame oder zu schnelle Herzfrequenz sichtbar und führen eventuell zur Entscheidung, die Geburt operativ durch Kaiserschnitt zu beenden. Obwohl inzwischen bekannt ist, daß trotz der gestiegenen Kaiserschnitt-Rate die Zahl der Kinder, die mit Anpassungsschwierigkeiten oder Behinderungen aufgrund von Sauerstoffmangel auf die Welt kommen, nicht weiter abgenommen hat, wird das CTG immer noch als Maßstab genommen, um bei Abweichungen des Herztonrhythmus einen Kaiserschnitt zu machen.

Es ist allerdings auch schwer für Ärztinnen und Ärzte, sich von einer jahrelang vorherrschenden Lehrmeinung zu lösen. Außerdem werden bei Klagen der Eltern nach wie vor Entscheidungen der Gerichte getroffen, die auf einer kontinuierlichen Aufzeichnung der Herztöne und entsprechenden Abweichungen beruhen. Diese Meinung wird sich wohl in den nächsten Jahren verändern, da man nicht mehr davon ausgehen kann, daß alle Schädigungen bei Kindern während der Geburt auftreten. Viele Schädigungen treten offenbar unbeeinflußbar und unverschuldet schon in der Zeit der Schwangerschaft auf.

– Blutungen während der Geburt durch vorzeitige Ablösung der Plazenta.

– Wenn schon eine vorangegangene Geburt sehr schwierig war und durch Saugglocke oder Zange beendet wurde, wird bei erneutem Auftreten einer solchen schwierigen Geburtssituation wahrscheinlich ein Kaiserschnitt gemacht.

– Ein Mißverhältnis zwischen Kopf und Beckengröße, bzw. die falsche Einstellung des kindlichen Kopfes mit dem Vorderhaupt oder dem Gesicht. In diesen Fällen zeigt sich im Geburtsverlauf, ob es «so geht» oder ob ein Kaiserschnitt notwendig wird.

– Auch sich lang hinschleppende, sog. protrahierte Geburten, sind häufig ein Grund für einen Kaiserschnitt, vor allem wenn gleichzeitig die Herztöne «schlechter» werden oder eine Infektion droht.

– Manchmal führt eine Verkrampfung des Muttermundes, eine Muttermunddystokie, dazu, daß die normale Geburt abgebrochen werden muß. In einigen Fällen hilft hier aber schon eine PDA, damit es weitergeht. Auch andere (weniger invasive) Maßnahmen, z. B. gute, zuwendende Betreuung, Akupunktur, homöopathische Mittel, können eine Beendigung der Geburt mit Kaiserschnitt verhindern.

– Ein häufiger Grund ist auch ein Blasensprung, der schon vor einiger Zeit erfolgt ist. Einige Kliniken führen nach einer bestimmten Zeit, z. B. 12 oder 24 Stunden nach dem Blasensprung, einen Kaiserschnitt durch. Andere lassen je nach Geburtsverlauf mehr Zeit und richten sich nach anderen Parametern, z. B. Anstieg des Fiebers und spezieller Abwehrkörper im Blut.

– Tritt Fieber während der Geburt auf durch eine Infektion des Kindes und der Gebärmutter, und ist die Geburt nicht absehbar, wird meist wegen eines drohenden Amnioninfektions-Syndroms (s. S. 151) ein Kaiserschnitt durchgeführt. Auch oft, wenn man annimmt, daß solch eine Situation droht.

– Manchmal eröffnet sich der Muttermund vollständig, und der Kopf des Kindes bleibt im Beckeneingang oder in Beckenmitte stehen. Trotz kräftiger Wehen schiebt er sich nicht tiefer. Selten wird in diesen Fällen ein Vakuum (= Saugglocke) oder eine Zange versucht, häufiger wird ein Kaiserschnitt durchgeführt.

– Eine drohende Eklampsie (= Schwangerschaftskrampf) aufgrund von plötzlichem Bluthochdruck ist ein Grund für eine schnelle Durchführung des Kaiserschnitts, ebenso ein sog. HELLP-Syndrom. Ein HELLP-Syndrom tritt plötzlich aus unbekannten Gründen auf und äußert sich durch Zerfall roter Blutkörperchen (H = Hämolyse), Entgleisung des Leberstoffwechsels (EL = elaveted liverfunction) sowie Verbrauch weißer Blutplättchen (LP = lower platelet). In solch einem Fall muß innerhalb weniger Stunden ein Kaiserschnitt durchgeführt werden, um Mutter und Kind zu retten.

Es geschieht auch oft, daß mehrere der genannten Gründe Anlaß für einen Kaiserschnitt sind. Einige Gründe, z. B. verlängerte Geburt, schlechte Herztöne oder Mißverhältnis, sind Auslegungssache. Das ist mit ein Grund, warum oft mehrere Faktoren angegeben werden.

Not-Kaiserschnitt

Bedrohliche Situationen «entwickeln» sich meist. Das bedeutet, man kann beobachten, abwarten und sich auf mögliche Probleme einstellen, indem eine Kaiserschnitt-Bereitschaft im OP-Saal abrufbar ist. Dann bleibt auch Zeit für das Gespräch und die Aufklärung des Paares darüber, was unter Umständen notwendig wird, z. B. ein Kaiserschnitt. Behutsamkeit und Fingerspitzengefühl sind auch hier angebracht.

Die Ankündigung eines eventuellen Kaiserschnitts kann Angst verursachen – aber auch Kräfte mobilisieren. Meist sind Frauen über richtige Information im nachhinein zufriedener als über schnelle, plötzliche Entscheidungen und Handlungen, die keine Zeit mehr zum Erklären lassen. So hilft es einer Gebärenden meist nicht, wenn die Hebamme bei schlechten Herztönen u. U. sich selbst und die Frau beruhigt: «Es ist alles gut», in Wirklichkeit aber kurzfristig etwas geschehen muß.

Abwartende Geburtshelferinnen und -helfer stellen oft fest, daß es mit Ruhe und Erfahrung, einem Bad, bewußtem Atmen und viel Unterstützung dann plötzlich doch weitergeht. Es gibt aber auch Situationen, die ein schnelles Handeln erforderlich machen: eine «Not-sectio». Ein wirklicher Not-Kaiserschnitt ist selten. Manchmal muß es zwar zügig gehen, doch handelt es sich dann nicht gleich um einen Notfall. Das Personal entwickelt oft Hektik, wenn zügiges, besonnenes Handeln für *alle* Beteiligten angenehmer und sinnvoller wäre.

Die Not-sectio, also die sehr schnelle, manchmal dramatische Durchführung des Kaiserschnittes, wird oft als besonders belastend erlebt, sowohl von der Frau als auch vom Partner.

In dieser Situation bleibt nicht viel Zeit für irgendwelche Erklärungen. Während das Personal sich schnell vorbereitet, steht die Frau vielleicht einige Minuten allein im Vorbereitungsraum – und niemand hat Zeit, sich ihr und ihrer Ängste anzunehmen. Auch der Mann steht plötzlich außen vor dem Operationssaal und bekommt nicht mehr mit, was mit seiner Frau und dem Kind geschieht. Diese Situation ist nur gerechtfertigt, wenn es wirklich um Minuten geht.

Ist ein Kaiserschnitt in solch einer Situation durchgeführt worden, sollte sich das Personal später mit dem Paar zusammensetzen und noch einmal berichten und erklären, wie der Ablauf war, und Fragen beantworten. Eltern sollten nicht zögern, sich mit ihren Fragen an die entsprechenden Ärztinnen, Ärzte, Hebammen zu wenden.

Bei einem ungeplanten Kaiserschnitt ändert sich die Situation für die Eltern mehr oder weniger plötzlich. Beide sind mit ihren Ängsten oft sehr allein. Selten nimmt sich eine Schwester, Ärztin, ein Arzt oder eine Hebamme Zeit für Erklärungen oder versucht, die Eltern zu beruhigen. Dabei ist besonders ungünstig, daß die Ängste der

Mutter sich auch auf das Kind auswirken. So wird z. B. bei Angst Adrenalin ausgeschüttet. Das bewirkt ein Zusammenziehen der Adern und dadurch schlechtere Sauerstoffversorgung des Kindes. Durch unregelmäßiges Atmen kann sich der Zustand des Kindes noch weiter verschlechtern. Sprechen Sie mit ihrem Kind, beruhigen Sie sich und das Kind, indem Sie sich zureden, daß alles für Sie getan wird und daß es nach diesem «Endspurt» bald auf die Welt kommen wird. Sagen Sie Ihrem Kind auch, daß Sie sich freuen, es bald zu sehen. So können sie den Streß für sich und für das Kind mindern. Bitten Sie ihre Hebamme, bei Ihnen zu bleiben, teilen Sie ihr Ihre Ängste mit. Mit der Hebamme waren Sie vielleicht schon seit vielen Stunden zusammen, Sie kennen sich schon. Sie sollte diejenige sein, die vor allem die ganze Vorbereitungszeit bei Ihnen bleibt.

Ein Kaiserschnitt als Beendigung der Geburt kann aber auch eine große Erleichterung sein für die Mutter, das Kind und den Vater. Er kann als Erlösung vor allem bei sehr langer Wehentätigkeit empfunden werden.

Kapitel 4

Ablauf der Kaiserschnitt-Geburt

Nach der Aufzählung dieser schwierigen, gar dramatischen Situationen wenden wir uns wieder dem «normalen» Verlauf einer Kaiserschnitt-Geburt zu. Dabei sollte immer Zeit sein, die Eltern über das Geschehen zu informieren, für ihre Fragen und Ängste ein Ohr zu haben.

Die genaue Darstellung des Ablaufs vor, während und nach einem Kaiserschnitt soll eine Hilfe sein für die Frauen, die sich auf einen geplanten Kaiserschnitt gedanklich vorbereiten und einstellen möchten. Aber auch für Frauen, die unvorhergesehenerweise einen Kaiserschnitt hatten. So können sie noch einmal nachvollziehen, was mit ihnen und ihrem Kind in dieser Zeit geschehen ist.

Die Vorbereitung

In der Regel erfolgt die stationäre Aufnahme am Tag vor dem Eingriff. In einigen Fällen liegt eine Frau auch schon länger zur Betreuung auf der Station und hat viel Zeit, sich auf die kommende Situation einzustellen.

Am Morgen des Vortages wird meistens über eine Vene Blut abgenommen, um einige Blutuntersuchungen durchzuführen. Es wird ein sogenanntes EKG geschrieben, also die Herztätigkeit der Frau aufgezeichnet, und ebenso ein CTG, die Herzton-Wehen-Schreibung. Oftmals erfolgt ein Ultraschall, z. B. bei Lageanomalien, um zu sehen, wie das Kind jetzt genau liegt, und die Frau wird von der

Scheide her untersucht. Neben dem Narkosegespräch erfolgt noch die Aufklärung durch die Ärztin/den Arzt. Jede Operation ist eine Körperverletzung, deshalb muß ihr zugestimmt werden. Die Einwilligung muß rechtskräftig sein, der Gesetzgeber hat hier sehr hohe Anforderungen an Art, Umfang und Zeitpunkt gesetzt. Sowohl die Gespräche über die Anästhesie als auch die Aufklärung über den Kaiserschnitt werden mit Unterschriften, Datum und neuerdings Uhrzeit dokumentiert. Die Frau hat damit auch unterschrieben, daß alles verstanden wurde und daß sie in den Eingriff und sich eventuell daraus ergebende weitere Eingriffe einwilligt. Auch die Ärztin/der Arzt müssen das Dokument unterschreiben. Bei einem «schnellen» Kaiserschnitt kann die Aufklärung in der Regel nicht so ausführlich erfolgen.

Manchmal geht die Frau noch mal nach Hause und kommt abends oder am frühen Morgen wieder. Ab einem bestimmten Zeitpunkt muß sie nüchtern bleiben. Bei geplanter PDA vier, lieber sechs Stunden, falls doch eine Vollnarkose notwendig wird. (Obwohl das Problem des «sauren Mageninhalts» sehr kontrovers diskutiert wird: Manche Ärztinnen und Ärzte sagen, das Nüchternbleiben verstärke die Magensäure, andere sagen, etwas Flüssigkeit würde eher neutralisieren.) In einigen Kliniken werden säurebindende bzw. säurehemmende Mittel wie Gelusil Lac, Sostril o. ä. gegeben.

Saurer Mageninhalt soll nicht in die Lunge fließen, da er eine schwere Lungenentzündung verursachen kann.

Trotz des «Nüchternheitsgebots» ist übrigens eine schwangere Frau nie ganz nüchtern, da die große Gebärmutter sehr viel Platz einnimmt. Die Darmtätigkeit ist verlangsamt, der Magen wird gegen das Zwerchfell gedrückt, häufig funktioniert deshalb der Magenverschluß nicht mehr. Ein Grund z. B. für Sodbrennen in der Schwangerschaft.

Da durch die Wirkung der Narkose der Darmverschluß nicht mehr kontrollierbar ist, wird zur Vermeidung von Stuhlentleerung im Operationssaal der Enddarm durch ein sog. Mikroklysma entleert.

Die Behaarung im Bereich des Mons pubis («Schamberg») wird

entfernt, entweder durch Rasur oder durch Creme. Lange Schamhaare sollten im allgemeinen gekürzt werden.

Diese Dinge werden einige Zeit vor der Operation erledigt.

Zum Verlegen in den Operationssaal (OP) müssen dann die normalen Kleider abgelegt werden. Im allgemeinen zieht die Patientin ein OP-Hemd, das «Flügelhemdchen», an. Weiterhin werden sog. Stützstrümpfe, das sind Kompressionsstrümpfe zur Vermeidung von Thrombosen (Blutgerinnsel) in den Venen, angelegt. Im OP müssen die Frau und natürlich auch der Mann, falls er dabei ist, einen Kopfschutz anlegen. Der Mann oder andere Begleiter bekommen auch einen Mundschutz, «Straßenkleidung» und Schuhe werden aus- und in der Regel OP-Kleidung angezogen. Wertsachen können deponiert oder mitgenommen werden. Die Hebamme oder das OP-Personal sollte dem Mann die Umkleidemöglichkeiten zeigen, denn OP-Säle mit ihren Schleusen und Umkleidebereichen sind häufig verwirrende und verwinkelte Räume, in denen sich ein Unbekannter schnell verliert.

Eventuell erfolgt jetzt, direkt vor dem OP, nochmals eine Kontrolle der Lage des Kindes und eine Herzton-Wehen-Aufzeichnung.

Narkosemöglichkeiten

Die Vor- und Nachteile der Narkosemöglichkeiten wurden im Kapitel «Überlegungen zur Anästhesie», S. 30 ff dargestellt. Die Entscheidung darüber wird ja am häufigsten vorher getroffen, da bei einem geplanten Kaiserschnitt meist beide Möglichkeiten bestehen. Ein während der Geburt schnell notwendiger Kaiserschnitt wird meist in Vollnarkose durchgeführt, da dann die bei der PDA notwendige längere Vorbereitungszeit entfällt. Eine PDA ist aber auch in eiligen Fällen manchmal möglich, z. B. wenn bereits eine geburtshilfliche PDA lag und nur noch das stärkere Medikament zur zusätzlichen

Ausschaltung aller Schmerzreize und der Motorik nachgespritzt werden muß. Auch eine Spinalanästhesie ist eventuell möglich.

Das Legen einer Periduralanästhesie

Eine Periduralanästhesie soll bewirken, daß der Unterkörper ab dem Rippenbogen bis zum Steißbein schmerzunempfindlich ist, gleichzeitig wird er dadurch unbeweglich. So sind keine Schmerzen zu spüren, und man ist trotzdem wach und bei Bewußtsein.

Bevor der Zugang für die PDA gelegt wird, muß zunächst die Körperflüssigkeit aufgefüllt werden. Dafür wird meist bei ständiger Kontrolle der kindlichen Herztöne eine Elektrolytlösung über den bestehenden venösen Zugang verabreicht. Durch die PDA werden die Blutadern gelähmt, d. h. weitgestellt. Dadurch fassen sie sehr viel Blut (pooling), das dem Herzen zum Pumpen in den restlichen Körper nicht mehr zur Verfügung steht, Blutdruckabfall kann eintreten. Dem wird vorgebeugt durch Infusionen von Blutersatzlösungen (nicht zu verwechseln mit Transfusionen von Blutprodukten wie Blutkonserven, Blutplasma o. ä.).

Um die PDA zu legen, muß die Frau dann meist mit rundem Rücken ganz gerade auf dem Rand der Trage sitzen und den Kopf soweit wie möglich auf die Brust beugen. Zunächst wird die spätere Einstichstelle aufgesucht und mit dem Daumennagel oder Filzstift markiert. Danach wird das Gebiet desinfiziert (kalt!) und steril abgeklebt, um keine eventuelle Verunreinigung der Haut in die Tiefe des Gewebes zu transportieren. Nach örtlicher Betäubung wird dann die Periduralnadel eingeführt, davon kann die Frau noch das Druckgefühl spüren. Ist die richtige Stelle erreicht, nämlich der Periduralraum zwischen den Wirbelfortsätzen und der Wirbelsäule in Höhe der Lendenwirbel drei und vier, wird nun dieser Raum durch eine Kochsalzlösung etwas erweitert, und danach wird der Katheter gelegt, durch den zunächst eine Probeinjektion verabreicht wird. Nach ungefähr fünf Minuten folgt dann die Hauptdosis.

Es dauert eine Weile, ehe die PDA wirkt, das wird ausgiebig geprüft. Die Prüfung erfolgt mit einem Kältereiz, manchmal auch vorsichtig

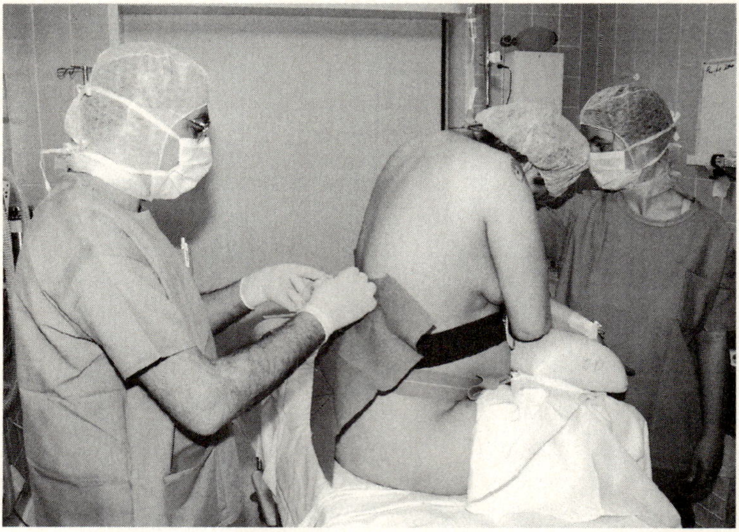

Legen einer PDA durch den Anästhesisten im Vorraum des OP mit der Hebamme

mit einer Nadel (Schmerzreiz). Der Katheter, ein Schlauch, wird über den Rücken geführt und auf der Schulter mit einem Filter versehen und festgeklebt. Durch diesen Zugang kann das Mittel jederzeit nachgespritzt werden. Die Wirkung hält ca. zwei bis vier Stunden an und kann dann verlängert werden. Das Medikament, das durch den Katheter gespritzt wird, gelangt in den Periduralraum und fließt von dort an den Nervenwurzeln entlang, die zum Bauch, zum Unterleib, zum Rücken und zu den Beinen ziehen. Das Betäubungsmittel durchtränkt diese Nervenwurzeln und blockiert (= unterbricht) die Leitung der Nerven zum Gehirn. Diese Blockade geschieht in folgender Reihenfolge:

1. Zuerst werden sympathische (Sympathikus) Nervenfasern betäubt – die Haut wird warm, die Adern werden weitgestellt.
2. Temperaturempfindung und Schmerz werden aufgehoben.
3. Die Empfindung von Berührung, Druck und Motorik (= willkürliche Bewegung von Muskeln) wird blockiert.

Das Legen einer Spinalanästhesie

Bei der Spinalanästhesie sind dieselben Vorbereitungen wie bei der PDA zu treffen. Nach Desinfektion und örtlicher Betäubung der Einstichstelle wird mit oder ohne eine Führungskanüle eine sehr dünne Nadel nicht nur in den Periduralraum, sondern weiter durch die Hirnhäute direkt in den Spinalkanal gelegt. Das kann durch Ansaugen von Liquor (= Rückenmarkwasser) direkt getestet werden. Bei dieser Betäubungsart wird nur sehr wenig Betäubungsmittel verbraucht und praktisch kein Blutspiegel aufgebaut, d. h., das Mittel ist nicht im Blut nachweisbar.

Die Vollnarkose

Alle zur Allgemeinnarkose (= Vollnarkose) verwendeten Substanzen gehen über den Blutkreislauf der Mutter in die Gebärmutter, über die Plazenta und die Nabelschnur auf das ungeborene Kind über.

Um die Narkose durchzuführen, werden Medikamente über die Beatmung (Inhalationsanästhetika) und über Spritzen in die Vene gegeben.

Die Wirkung der Medikamente ist konzentrationsabhängig. Den gasförmigen Schmerzmitteln wird Sauerstoff beigemischt. Bekannte Substanzen sind z. B. Lachgas, Cyclo-Propan, Äther, Halothan, Enfluran oder Isofluran.

Die Substanzen, die über die Vene gespritzt werden zur Narkoseeinleitung, sind verschiedene kurzwirksame Barbiturate (Betäubungsmittel) und Opiate, die sich jedoch oft noch lange bei den Neugeborenen nachweisen lassen.

Weitere Mittel zur Schmerzbekämpfung und Narkose sind Ketamin und Etomidate.

Je nach Narkoseform müssen noch weitere Substanzen gespritzt werden, die die Muskeltätigkeit (Muskelkontraktion) blockieren, z. B. Succinyl-Cholin, Pancoronium, Norcuron.

Es gibt viele Untersuchungen über die Wirkung der verschiedenen Narkosemittel auf die Neugeborenen.

Die besten «Ergebnisse», d.h. die geringste Beeinflussung des Kindes, finden sich nach Durchführung eines Kaiserschnittes in Periduralanästhesie. Hier ist die Belastung mit Medikamenten am geringsten. Auf dem zweiten Platz finden sich Narkosen mit Ketamin, und weniger gut schneiden die Barbiturate ab.

Wichtig vor einer Narkose ist die Sauerstoffzufuhr über eine «Maske», um eine hohe Sauerstoffsättigung von Mutter und Kind zu erreichen. Diese hohe Sauerstoffzufuhr wird bis zur Geburt des Kindes beibehalten. Nach der Geburt des Kindes wird dann vor allem darauf geachtet, daß die Mutter eine gute, tiefe Narkose hat.

Dauert die Geburt des Kindes sehr lange, kann die Frau sich gelegentlich z. B. an Gespräche des Personals erinnern. Das hat folgenden Grund: Die Narkosemittel werden so dosiert, daß das Kind nach ca. fünf bis zehn Minuten geboren wird und möglichst nicht narkotisiert auf die Welt kommen soll. Diese Empfindung kann zwar unangenehm sein, aber die Frau merkt keine Schmerzen, sie kann nur vorübergehend bei Bewußtsein sein. Oft wird dieser Moment, falls er überhaupt auftritt, wie ein Traum erlebt. Wenn unangenehme Gefühle hervorgerufen werden, sollte darüber nachträglich mit der Narkoseärztin/dem Narkosearzt gesprochen werden.

Die Operation und die Geburt

Kaiserschnitte finden häufig am Anfang des «normalen Operationsprogrammes» statt. Die Kliniken sind unterschiedlich organisiert: Es gibt Kliniken mit einem Anästhesie-Vorberereitungsraum und Kliniken, in denen die Narkose direkt im Operationssaal vorbereitet wird. Dafür wird zunächst ein «venöser Zugang» gelegt, d.h., ein dünner Plastikschlauch wird in eine Armvene eingeführt. Man sollte darum bitten, daß diese «Braunüle» möglichst nicht direkt in der Armbeuge, sondern z. B. etwas tiefer gelegt wird. Nach der Geburt

– die Braunüle bleibt ja liegen – stört sie sonst sehr beim Bewegen, Baby anlegen usw.

Die Schräglagerung (15 Grad linke Seitenlage) von Mutter und Kind ist wichtig, um ein Venenkompressionssyndrom zu vermeiden. Bei diesem «Vena-cava-Syndrom» drückt die große schwangere Gebärmutter in Rückenlage die große Hohlvene ab, die das Blut zum Herzen zurückleitet. Dadurch kann die Förderleistung des Herzens rapide absinken, so daß der Frau sehr übel wird, häufig vermindert sich auch die Durchblutung der Plazenta, so daß die Herztöne des Kindes unregelmäßig werden.

Wird eine PDA gelegt, so braucht sie 15 bis 30 Minuten, um zu wirken. Was sonst geschieht, wenn eine PDA durchgeführt wird, ist im Kapitel Narkosemöglichkeiten, S. 42 ff, beschrieben.

Bei einer Vollnarkose und bei PDA wird nach Schräglagerung die Bauchdecke großflächig mit einem Desinfektionsmittel desinfiziert. Heute werden Desinfektionsmittel bevorzugt, die nicht brennen. Häufig kann der Mann noch bis zum Legen eines Schlauches in die Luftröhre zur Beatmung (= Intubation) dabeisein.

Für das Personal ist das alles Routine. Für die betroffene Frau oder das Paar aber oft sehr unangenehm: Der Körper liegt frei, die Frau also praktisch nackt auf dem OP-Tisch. Die Arme müssen auf Armstützen liegen, ebenso die Beine auf Beinhaltern; diese werden durch Schlaufen festgehalten, damit sie im betäubten Zustand nicht herabfallen, was vielleicht zu Verletzungen führen könnte. Da das «Anschnallen» meist Angstgefühle hervorruft, ist es ganz wichtig, daß das Personal den Sinn dieser Maßnahme erklärt. Die Zuwendung durch die Hebamme oder das Anästhesiepersonal in dieser Phase ist von großer Bedeutung. Alle sollten sich um die Frau, das Paar, kümmern, erklären und beruhigen. Leider wird das vom Personal oft vernachlässigt, so daß oft unnötig Ängste entstehen, weil über die ausgeführten Tätigkeiten nicht informiert wird.

Alle Personen, die die Frau umgeben, sollten Ruhe ausstrahlen. Je eiliger gehandelt werden muß, desto mehr sollten sich alle dazu zwingen. Gerade weil alle wissen, daß es eilig ist und entsprechend handeln, besteht kein Grund für Hektik und Aufregung.

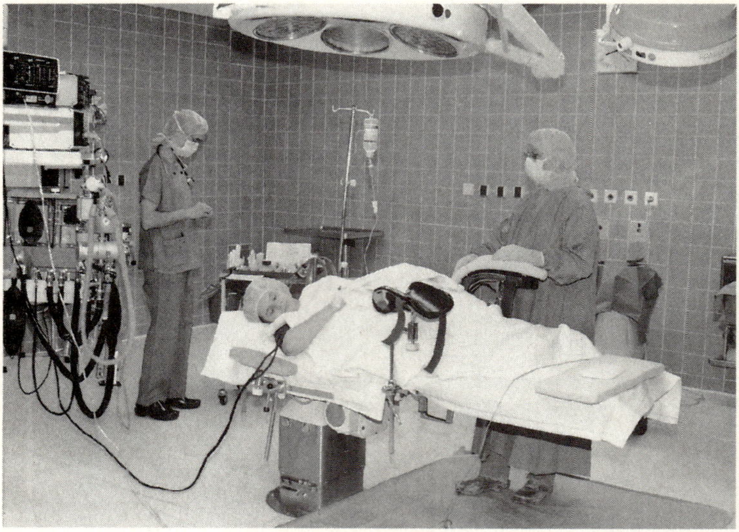

Warten auf die Operation

Viele Frauen wissen vorher nicht, daß recht viele Menschen im Operationssaal sind: Neben der Anästhesistin/dem Anästhesisten ein Anästhesiepfleger, eine Operationsschwester oder -pfleger, die die notwendigen Operationsbestecke richten und anreichen, dazu braucht man noch einen sog. Springer, dann ein, zwei oder drei Operateure und oft eine(n) Kinderarzt/-ärztin. In vielen Kliniken sind eventuell noch Hebammenschülerinnen, Pflegeschülerinnen oder -schüler und Studentinnen oder Studenten anwesend. Das hängt von der Art des Krankenhauses ab.

Mit der Desinfektion der Bauchwand ist es aber noch nicht getan, es wird noch eine sog. Neutralelektrode am Oberschenkel befestigt, die notwendig ist bei elektrischer Blutstillung, weiterhin Klebeelektroden an der Brustwand zur EKG-Ableitung. Dann muß die Harnblase durch einen Blasenkatheter, der durch die Harnröhre gelegt wird, entleert werden. Da dieser Bereich sehr empfindlich ist, muß das ganz vorsichtig geschehen. Der Blasenkatheter wird dann mög-

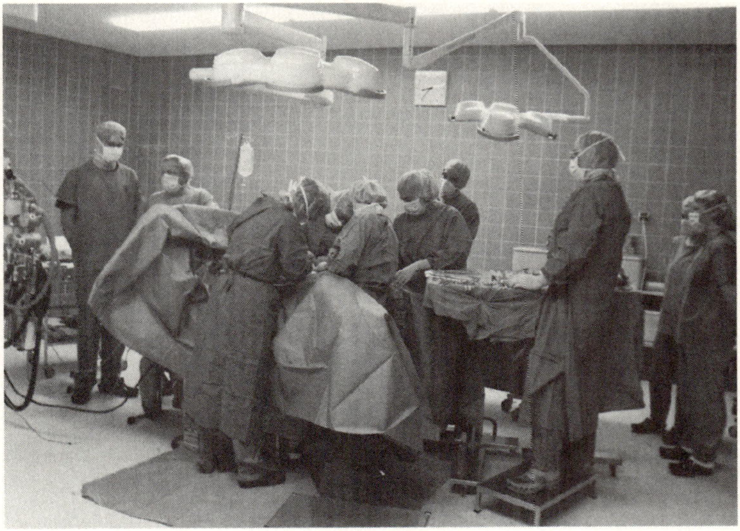

Komplette OP-Mannschaft beim Kaiserschnitt

lichst schmerzlos gelegt, eventuell wird auch ein steriles Gleitgel verwendet. (Hat die Frau eine PDA, ist das Legen des Dauerkatheters schmerzfrei, bzw. können Schmerzen darauf hindeuten, daß die PDA noch nicht gut liegt.) Durch den Blasenkatheter wird die Harnblase entleert, da durch die Infusionen viel Urin gebildet wird. Eine volle Harnblase stört sehr, denn sie verengt das Operationsfeld. Durch den Blasenkatheter hat man während der Operation auch die Kontrolle, ob die Harnblase verletzt ist, da sich dann der Urin blutig verfärben würde. Auch hier ist ganz wichtig, daß Operateur, Hebamme und das Anästhesiepersonal in dieser Phase geduldig die Maßnahmen erklären.

Das Personal, das operiert, muß sich steril waschen und anziehen, auch die Hebamme bleibt nicht mehr bei der Frau am Kopfende, da sie sich auch steril wäscht, um hinter dem Operateur zu stehen und das Kind nach der Geburt zu übernehmen. Die Frau muß auch nicht frieren, während sie auf dem OP-Tisch wartet. In vielen Operationssälen wird sie mit warmen Tüchern zugedeckt.

In dieser Phase sollte sich das Anästhesiepersonal um die auf dem OP-Tisch liegende Frau kümmern. Der liebevolle Umgang («tender, love and care») sollte gerade im OP – mit verständlicherweise ängstlichen Menschen – wichtig genommen werden. Diese wichtige Zuwendung wird leider oft vernachlässigt.

Im Operationssaal fühlen viele Frauen sich von fremden Menschen umgeben, selbst wenn sie die Ärztin/den Arzt vorher kannten, wirkt er jetzt fremd und verhält sich eventuell in dieser Situation ganz anders.

Die OP-Schwester oder der OP-Pfleger haben mittlerweile Operationstische mit den vielen Instrumenten hergerichtet, die für einen Kaiserschnitt benötigt werden.

Die Frau auf dem OP-Tisch hört viele neue, fremdartige Geräusche: z. B. muß Nahtmaterial ausgepackt werden, und sie hört Gespräche mit an, die sich womöglich gerade um den gestrigen Fernsehfilm oder das letzte Abendbrotessen drehen. Wenn sie das stört, sollten Frauen ruhig den Mut haben, sich mit Fragen in Erinnerung zu bringen.

In vielen Krankenhäusern besteht die Möglichkeit, über Kopfhörer Musik zu hören. Das kann vor allem dann eine willkommene Ablenkung sein, wenn die Frau ohne ihren Partner im OP liegt.

Nach der Desinfektion des Bauches und den genannten Vorbereitungen wischt das Personal Desinfektionsmittelreste mit sterilen Tüchern vom Bauch ab; die Frau wird mit sterilen Tüchern abgedeckt, so daß lediglich ein Teil des Unterbauches freibleibt. Häufig verbleibt jetzt keine Sicht mehr auf das eigentliche Operationsgebiet. Die Frau «verschwindet unter den Tüchern». (Auch die eventuelle Begleitperson sieht am Kopfende nicht, was hinter der Abdeckung geschieht.) Die Abdecktücher verkleinern den Raum für die Frau. Sie sollte sagen, wenn sie sich zu sehr eingeengt fühlt. Hier gibt es immer Möglichkeiten, mehr Platz zu schaffen. Es gibt baumwollene Abdecktücher, aber auch Einmal-Wegwerftücher und beschichtete Baumwolltücher. Diese Artikel riechen manchmal ausgesprochen unangenehm. Auch diese Maßnahmen sollten erklärt werden, um die Frau zu beruhigen und ihr die Ängste zu nehmen.

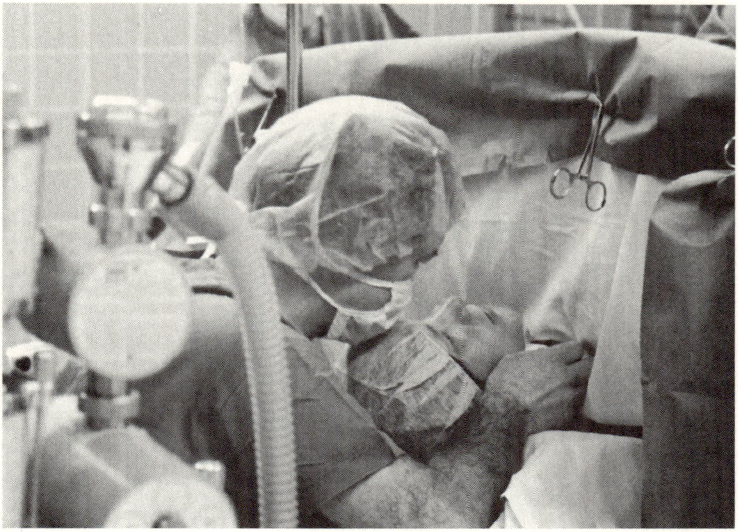

Die Frau sieht hinter der Abtrennung nichts vom OP-Geschehen.

Bei Schwierigkeiten mit der deutschen Sprache ist die Anwesenheit einer Dolmetscherin wichtig und sollte vorher abgesprochen werden. Für eine taubstumme Frau kann das alles besonders traumatisch sein, daher muß ein «Übersetzer» für die Zeichensprache dabeisein.

Erfolgt der Kaiserschnitt in Vollnarkose, atmet die Frau zunächst über eine locker vor das Gesicht gehaltene Gummimaske Sauerstoff ein. Manchmal riechen die Masken unangenehm und beengen. Das sollte man dem Anästhesisten ruhig sagen, damit er sie lockerer hält. Nach wenigen Minuten wird nun, wenn alle bereit sind und alles gerichtet ist, die Narkose «eingeleitet», indem das entsprechende Mittel in die Venen gespritzt wird. Die Frau und das Kind schlafen jetzt ein. Die Narkose wird erst zu diesem Zeitpunkt durchgeführt, um die Phase der Narkotisierung für Frau und Kind kurz zu halten. Es werden kurz wirksame Medikamente gespritzt, damit das Kind, das fünf bis zehn Minuten nach Einleitung der Vollnarkose geboren wird, möglichst wenig Narkosemittel abbekommt.

Bei einer Periduralanästhesie beginnt nach einer nochmaligen Überprüfung der Schmerzlosigkeit die Operation. Sie brauchen keine Angst zu haben, daß Sie bei einer PDA den ersten Schnitt spüren. Vorher wird immer wieder getestet, und falls die lokale Betäubung irgendwo nicht wirksam ist, wird eine Vollnarkose gemacht.

Mit einem Messer wird jetzt ein ausreichend großer Hautschnitt in der Schamhaarbegrenzung quer angelegt, ein sog. Bikinischnitt. Früher wurde oft längs in der Mitte zwischen Nabel und Schambein geschnitten. Das kommt heute selten vor. Dann erfolgt die Durchtrennung des Unterhautfettgewebes mit dem Messer oder elektrisch mit Hochfrequenzstrom. Durchtrennte Adern werden durch Fäden oder Elektrokoagulation (Verschorfung durch Strom) zur Blutstillung geschlossen. Bei der Elektrokoagulation kommt es zu einer Rauch- und Geruchsentwicklung – eine wichtige Information für Frauen, die nur örtlich mit PDA betäubt sind und dies mitbekommen. Selten wird Laserlicht benutzt, dann muß das anwesende Personal Brillen tragen als Augenschutz.

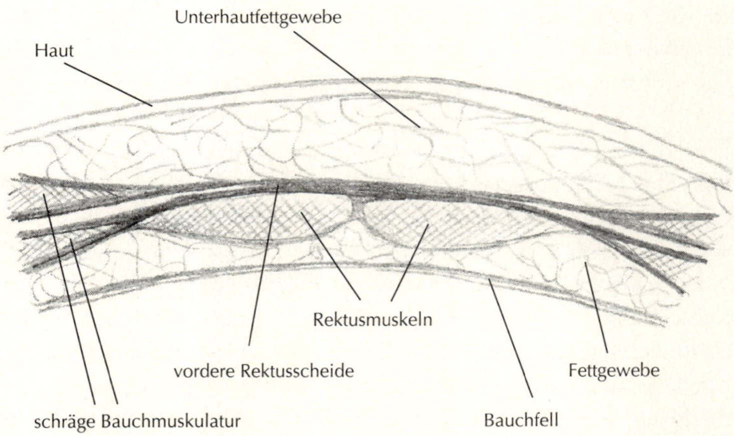

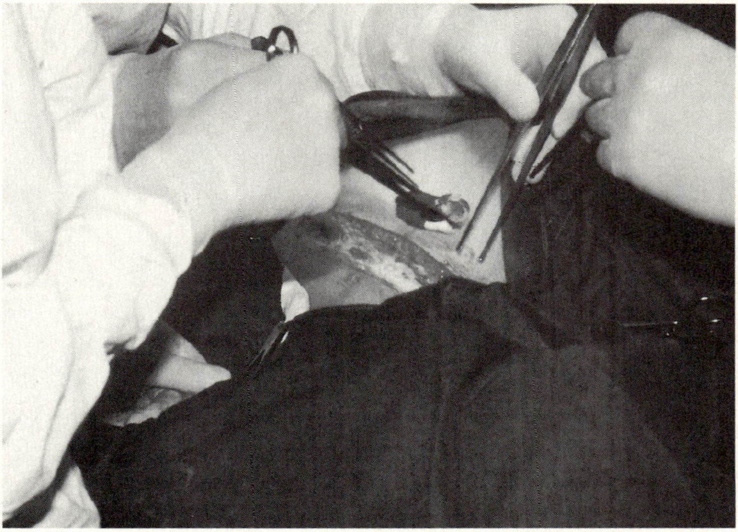

Haut- und Fettgewebe sind durchtrennt. Die Rektusscheide ist sichtbar.

Nach Durchtrennung des Fettgewebes kommt man auf eine feste Schicht, die sehnige, plattenartige Verbindung der schrägen Bauchmuskulatur (vordere Rektusscheide oder Aponeurose), die quer oder längs gespalten wird.

Danach werden die langen, geraden Bauchmuskeln (Musculus rectus abdominis) auseinandergedrängt. Darunter ist erneut Fettgewebe und dann das Bauchfell, das oberhalb der Harnblase eröffnet wird.

Das Bauchfell muß nun weiter eröffnet werden, mit Haken oder Rahmen wird die Bauchdecke auseinandergedrängt, um Zugang zur Gebärmutter zu bekommen, die dann gut zu sehen ist. Etwa ein Zentimeter oberhalb des Harnblasenansatzes an der Gebärmuttervorderwand wird das Bauchfell eröffnet und danach «stumpf» mit einem Tupfer die Harnblase von der unteren Gebärmuttervorderwand abgeschoben. Nun muß zunächst das Kind in der Gebärmutter ertastet werden, um die optimale Stelle zur Eröffnung der Ge-

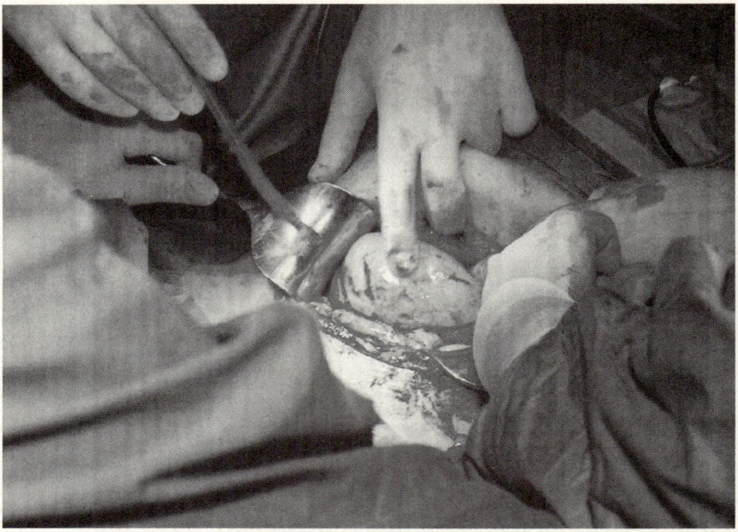

Die Fruchtblase stülpt sich durch die eröffneten Schichten.

bärmutter zu finden. Die Eröffnung der Gebärmutter geschieht dann schichtweise mit einem Messer bis hin zu den Eihäuten, die das Kind und das Fruchtwasser umgeben. Diese werden zunächst möglichst erhalten, die Gebärmutterwand wird zu beiden Seiten hin mit den Fingern und/oder der Schere eröffnet, und die Fruchtblase kann dann breit hervorquellen. Durch dieses Hervorstülpen der Fruchtblase dehnt sich die Gebärmutteröffnung oft sehr gut, das ist vor allem wichtig zur schonenden Geburt bei Frühgeburten. (Bei sehr «frühen» Frühgeburten wird auch gelegentlich die Gebärmutter an anderer Stelle, nämlich längs eröffnet (= corporaler Längsschnitt).

Dann eröffnet die Operateurin/der Operateur die Eihäute und geht mit der Hand in die Gebärmutter, um das Kind an Kopf, Steiß oder den Beinen zu «entwickeln». Fruchtwasser und Blut werden mit einem Saugrohr abgesaugt. Das macht gelegentlich laute Geräusche, die aber nicht erschrecken sollten. Manchmal ist vorher eine Korrektur der Lage des Kindes erforderlich. Die «Entwicklung» des

Kindes geschieht unter leichtem Druck auf die Gebärmutter im Fundusbereich (also von oben). Ist dieser Druck zu stark, wird er von Frauen ohne Vollnarkose als unangenehm empfunden. Wenn eine Frau das vorher weiß oder es ihr erklärt wird, ist das aber kein Problem. Eventuell kann sie ja in solchen Momenten ihre erlernte «Wehenatmung» anwenden. (Eine Frau sagte kürzlich, jetzt wisse sie, wie sich der Wolf im Märchen «Der Wolf und die sieben Geislein» gefühlt haben müsse: Es war ein Gerucke und Gerumpele «wie bei vielen Wackersteinen» im Bauch.)

Manchmal muß jetzt ein wehenhemmendes Mittel gegeben werden, da starke Wehen auftreten können. Sonst zieht sich die Gebärmutteröffnung, die ja künstlich geschaffen wurde, ähnlich wie der Muttermund krampfartig zusammen. Nach Gabe dieses wehenhemmenden Medikamentes erhöht sich der Herzschlag der Mutter, und es können dadurch Angstgefühle auftreten. Auch hier kann z. B. die Anästhesistin/der Anästhesist und auch der Partner mit Zuspruch beruhigend wirken.

In diesen spannenden Sekunden wird das Kind geboren. Hierbei spielt die Geschicklichkeit des Operateurs und die Güte der Narkose eine große Rolle. Dieses Herausheben des Kindes ist nicht immer einfach. Die Öffnung ist auch wie bei einer vaginalen Geburt relativ klein.

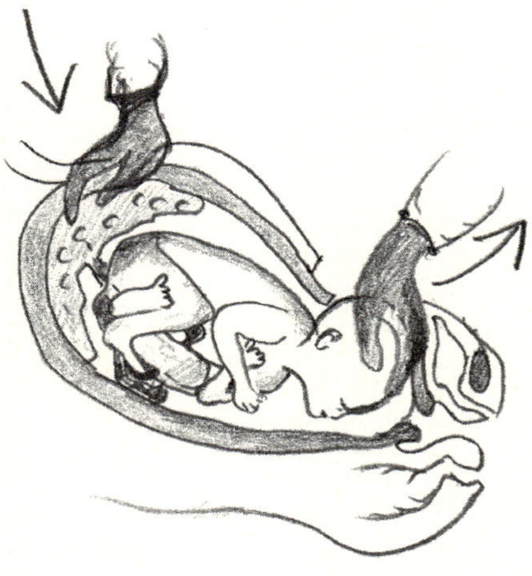

«Entwicklung» des Kindes

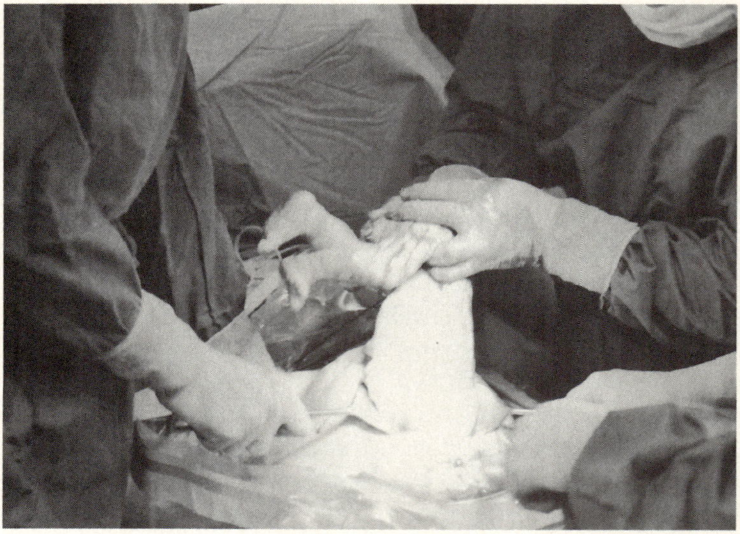

Entwicklung des Kindes bei Beckenendlage

Gerade Kinder in Beckenendlage oder in Querlage brauchen geübte Helfer, um «herauszukommen». Manchmal muß die Gebärmutter weiter eröffnet werden, um Platz zu schaffen für die Geburt. Dabei kommen gelegentlich auch Saugglocken, Löffel oder spezielle Zangen zur Anwendung.

In einigen Fällen ist es auch schwieriger, weil Muskelknotenbildungen (Myome) oder ausgeprägte Vernarbungen und Verklebungen z. B. nach vorangegangenen Kaiserschnitten vorhanden sind. Gelegentlich befinden sich kräftige Adern an der Gebärmuttervorderwand, oder man muß durch eine Plazenta hindurch zum Kind kommen.

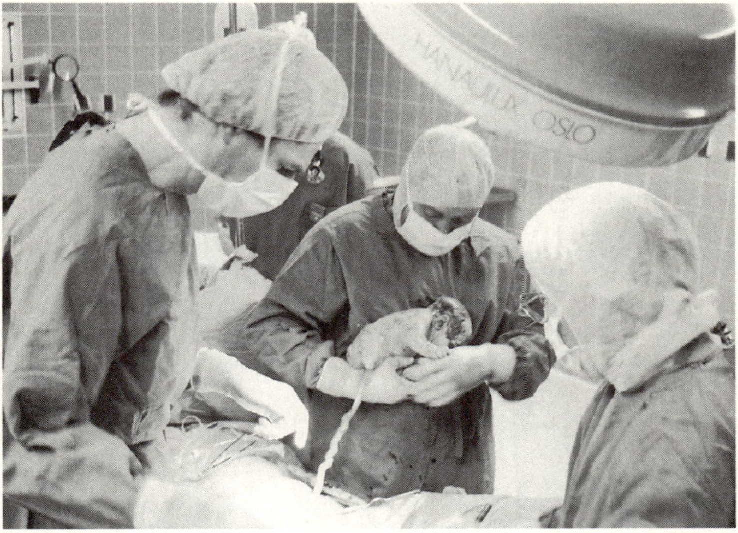

Das Kind ist geboren und noch nicht abgenabelt

Wenn das Kind da ist

Ist das Kind geboren, wird es gleich abgenabelt und meist abgesaugt. Der erste Schrei des Kindes ist oft gurgelnd, da sich das Fruchtwasser, das bei einer vaginalen Geburt durch den Druck der Geburtswege herausgepreßt wird, noch im Mundraum befindet. Da sie ins grelle OP-Licht geboren werden und der Übergang sehr plötzlich und schnell geschieht, sind fast alle Kinder sehr erschrocken. Was sonst bei «normalen» Geburten berücksichtigt wird (oder werden sollte), ein sanfter, schonender Übergang in den neuen Lebensraum, darauf wird bei einem Kaiserschnitt leider wenig Rücksicht genommen. Diese abrupte Geburt, vergleichbar einer «Sturzgeburt», ängstigt die Kinder. Daher sollten sie beruhigt und schnell aus dem grellen Licht genommen werden. Die Hand des Operateurs kann die Augen des Kindes abschirmen.

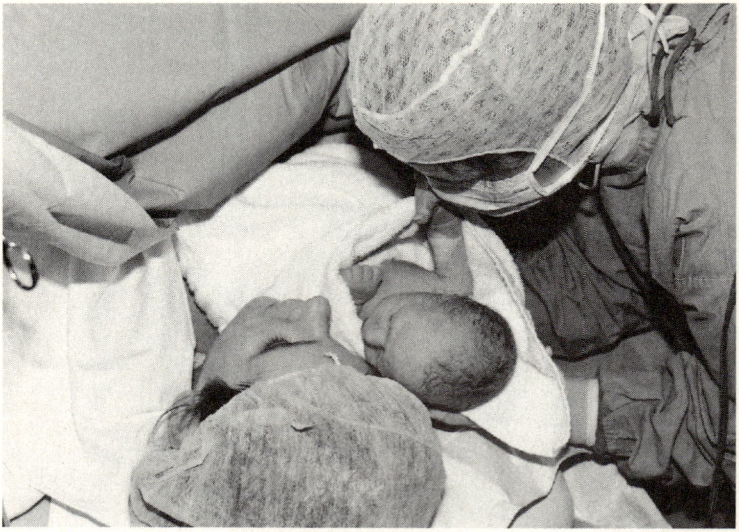

Die Hebamme gibt das Kind der Mutter

Beim Absaugen des Mundes sollte man sehr vorsichtig vorgehen.

Bei einem notfallmäßigen Kaiserschnitt sind natürlich alle Beteiligten sehr in Eile. Dies ist auch der Fall, wenn der Zustand des Kindes unvorhergesehenerweise Sorgen macht.

Aber in der Mehrzahl der Fälle können die Bedürfnisse des Kindes nach Zuwendung und sanfter Behandlung berücksichtigt werden.

Nach dem Abnabeln übernimmt die Hebamme das Kind, das dann zunächst durch Anästhesistin/Anästhesist oder Kinderärztin/-arzt versorgt wird. Geht es dem Kind gut, sollte der Vater auf jeden Fall dabeisein. Wünschenswert wäre die Versorgung des Kindes im Beisein des Vaters am Kopfende, so daß die Mutter – falls sie keine Vollnarkose hat – es sehen und berühren kann. Alle sollten wissen: Das Kind «gehört» den Eltern, nicht dem Kinderarzt, dem Geburtshelfer oder der Hebamme.

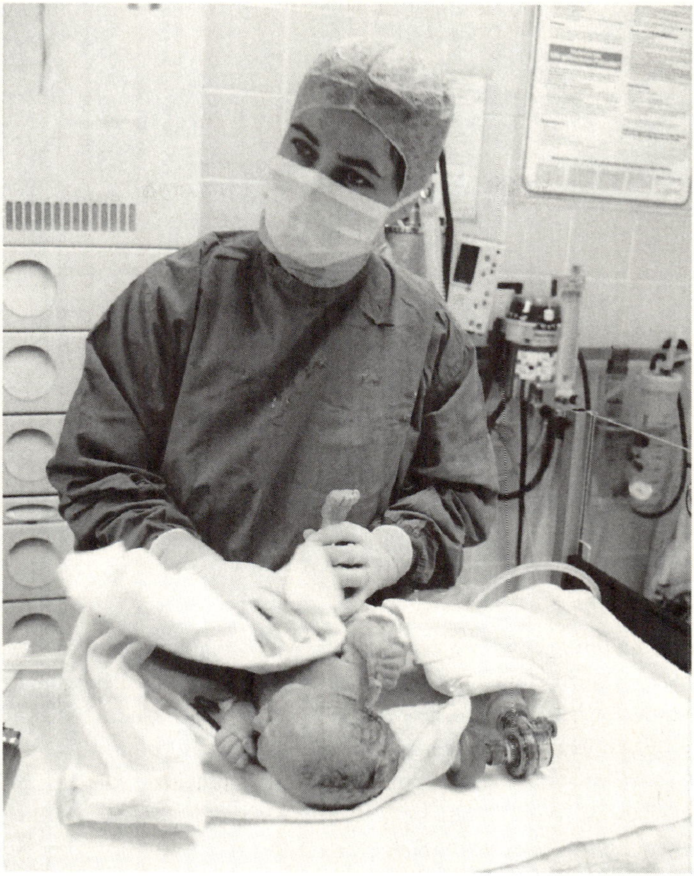

Die Hebamme versorgt das Kind

Nicht immer geht alles «so glatt», daß das Kind ohne Anpassungsschwierigkeiten an die Außenwelt gleich zu Mutter und Vater kann.

In dieser Phase der Geburt können Dinge passieren, die Angst und Bestürzung auslösen. Das Kind kann erwartete oder unerwartete Fehlbildungen haben. Es können aufgrund von Sauerstoffmangel Atemprobleme auftauchen. Manche Kinder haben ein sog. Kaiserschnittschock-Syndrom oder einen Narkoseüberhang, das alles

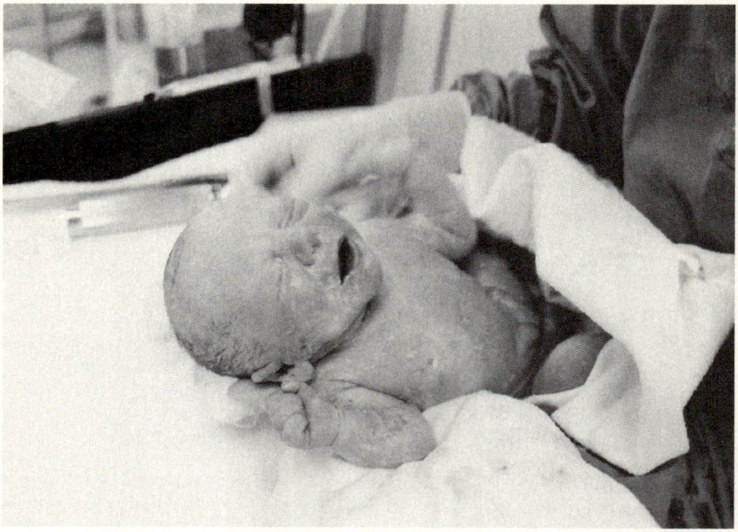

Das Kind wird vom Kinderarzt angesehen

kann sie hindern, sich gleich «richtig» selbst mit Sauerstoff zu versorgen. Das löst bei den Eltern Angst oder gar Verzweiflung aus. Jeder, der sich nicht um die Versorgung des Kindes bemühen muß, sollte sich jetzt besonders intensiv um die Eltern kümmern. Gerade das wird in solch einer hektischen Situation aber meist vernachlässigt. Besonders schlimm für die Eltern ist die tragische Stille bei schweren Fehlbildungen. Keiner wagt etwas zu sagen. Dabei ist es ganz wichtig, Worte zu finden, zu erklären und das Kind den Eltern zu zeigen. Es muß sein, denn nichts ist für die Eltern schlimmer, als in Ungewißheit allein gelassen zu werden. Das wissen Betroffene aus der Erfahrung mit solchen Situationen.

Wie bei einer vaginalen Geburt bekommt das Kind gleich eine Benotung, den sog. Apgar-Test, nach dem sein Zustand beurteilt wird. Kriterien hierfür sind u.a. Atmung, Herzschlag, Hautfarbe und Muskeltonus.

Manchmal muß das Kind schnell in die Neugeborenen-Intensivstation (Neonatologie) verlegt werden, eventuell sogar in eine andere Stadt. Es wäre gut und wichtig, wenn sich jemand fände, der Fotos von dem Kind macht, damit die Frau nach dem Kaiserschnitt ihr Kind zumindest auf einem Foto anschauen kann.

Ist das Kind gesund – was ja glücklicherweise am häufigsten zutrifft –, und die Mutter hat eine Vollnarkose, dann sollte die Hebamme mit Kind und Vater in den Kreißsaalbereich gehen. Hier hat der Vater die Möglichkeit, sein Kind in Ruhe zu begrüßen, es zu «beschnuppern». Der Vater sollte unbedingt dazu ermutigt werden, mit dem Kind Hautkontakt aufzunehmen. Er sollte sich nicht scheuen, sich mit dem Kind ins Bett zu legen und – z. B. unter einer warmen Decke oder einem Kissen – sich das Kind auf die nackte (!) Brust zu legen. Man weiß heute, wie bedeutsam dieser frühe, intensive Kontakt für die Bindung von Mutter und Kind, in diesem Fall von Vater und Kind ist. Alle in der Geburtshilfe Tätigen sollten dafür günstige Voraussetzungen schaffen und die Eltern massiv

Geborgen beim Vater

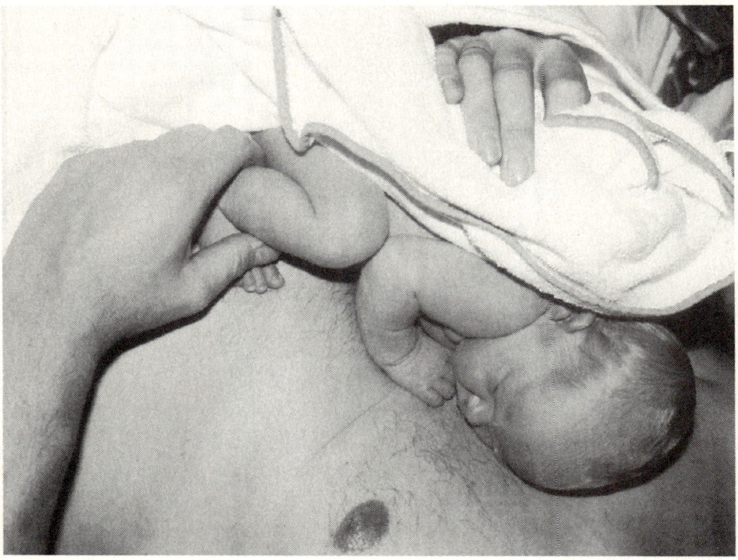

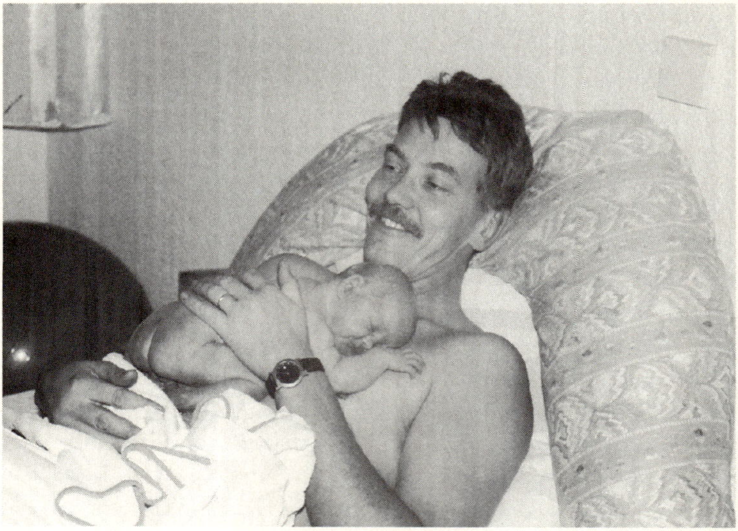

Streicheln und massieren brauchen Neugeborene

Der Vater badet das Kind

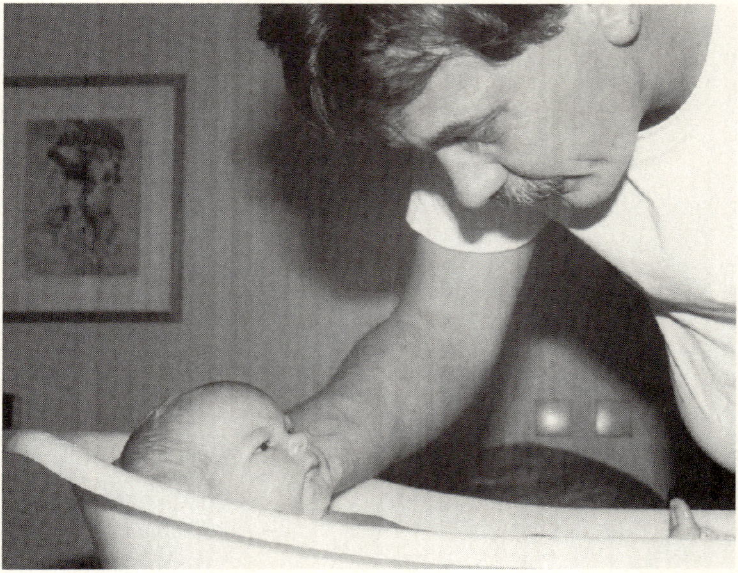

darin unterstützen, auch nach einer Kaiserschnitt-Geburt für ihr Kind dazusein. Auch beim Wiegen und Messen kann der Vater dabeisein, mit seinem Kind reden und es berühren. Und zu einem späteren Zeitpunkt kann er das Kind auch baden, wickeln und anziehen.

Bei einem Kaiserschnitt mit PDA kann das Kind, nachdem es abgenabelt und abgesaugt wurde, sofort der Mutter gezeigt werden. Es kann langsam und zart – auch die Mutter braucht Zeit – an das Gesicht der Mutter gehalten werden, so daß sie es spüren und riechen kann. Nachdem dann die erste Versorgung stattgefunden hat, das Kind warm eingepackt ist, kann es ganz in Ruhe am Kopfende der Mutter auf dem Arm des Vaters oder auch im Wärmebettchen ruhen. Es wäre schön, wenn die Eltern so auch nach einer Kaiserschnitt-Geburt die Gelegenheit hätten, ihr Kind bei sich zu haben, es zu spüren und mit ihm zu reden. Das Wiedererkennen der elterlichen Stimmen hat verständlicherweise eine beruhigende Wirkung auf das Kind.

Wie nach einer vaginalen Geburt erlebt das Kind eine große Umstellung im Vergleich zum Leben in der Gebärmutter: In der Gebärmutter war es gleichmäßig warm, 37 Grad. Das Ungeborene spürte eine Begrenzung um sich herum, daher ist die plötzliche «Freiheit» völlig ungewohnt und sicherlich auch verunsichernd. Durch die Begrenzung in der Gebärmutter hatte es ständigen Hautkontakt und permanente Berührung, das fällt nun ganz abrupt weg. Die «Geräuschkulisse» ist draußen eine ganz andere. Im Bauch der Mutter hörte es ständig Darmgeräusche, das rhythmische Pulsieren der großen Blutgefäße, weiter entfernt den Herzschlag. Gedämpft durch die Bauchdecke, vernahm es die Stimmen der Eltern. Daher ist es so wichtig, mit dem Neugeborenen zu reden. Diese Stimmen kennt es, fremd und erschreckend sind dagegen die Stimmen des OP-Personals. Berühren, streicheln, festgehalten werden, das ist es, was ein Neugeborenes nach der Geburt braucht, um sich geborgen zu fühlen.

Einige Kliniken unterstützen den Versuch, das Kind noch im Operationssaal anzulegen. Das ist zwar nicht ganz einfach, wegen der

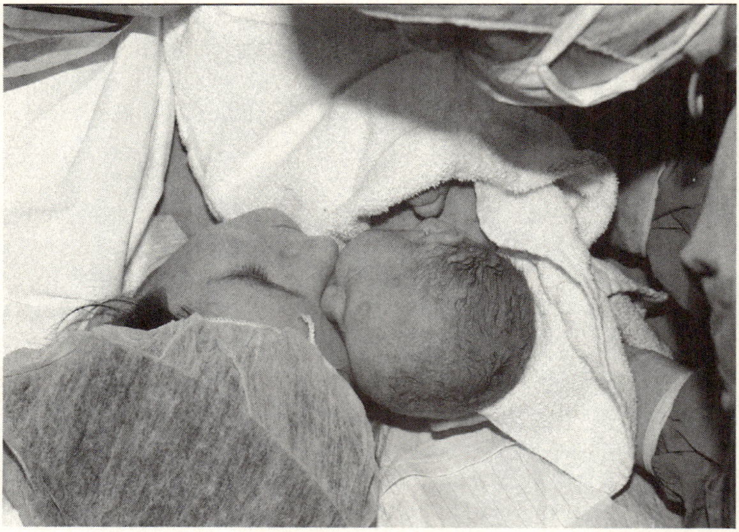

Mutter und Kind – auch im OP geborgen

Trotz wenig Platz: Mutter, Vater und Kind können beisammensein

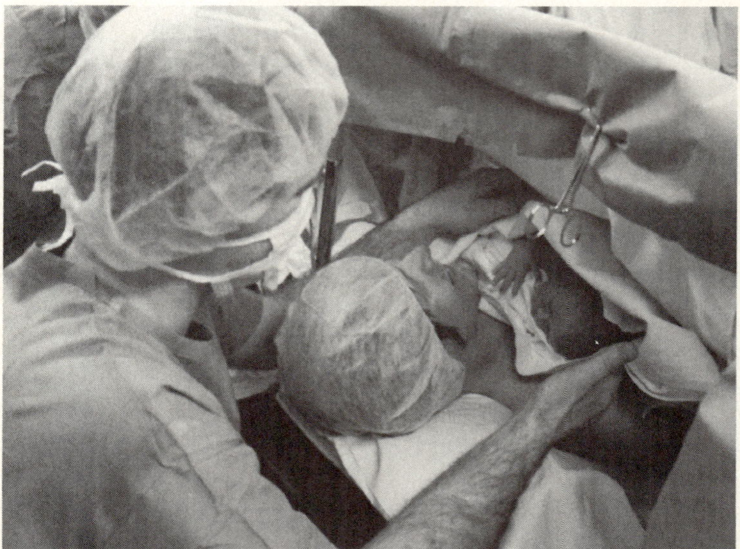

Abdeckung des «Operationsgebietes», aber es ist möglich. Auch den Mitarbeitern im OP-Saal macht es oft viel Spaß, zu sehen, was alles «trotz OP» machbar ist. Voraussetzung dafür ist, daß alle um die Bedeutung dieses Kennenlernens von Eltern und Kind wissen. So kann auch die Zeit für das Zunähen der Bauchdecke gut überbrückt werden. Die Mutter ist von dem langwierigen Geschehen abgelenkt, sie kann mit ihrem Kind reden und ist mit ihm beschäftigt. So kann sie ihr Kind trösten und es in das Geschehen einbeziehen.

Die Beendigung der Kaiserschnitt-Geburt

Das Kind ist nun zwar da, aber die Operation geht weiter. Jetzt kommt der länger dauernde Teil, das Schließen der Wunde. Aus der eröffneten Gebärmutter blutet es, manchmal recht stark. Die Plazenta, die Nabelschnur und die Eihäute werden noch geboren, eventuell durch die Hand des Operateurs gelöst. Auch dabei erfolgt ein leichter Druck auf die Gebärmutter. Wegen der Blutungen ist Eile geboten. Gerade heute wird sehr darauf geachtet, daß die Blutverluste gering bleiben, um keine Bluttransfusionen geben zu müssen. Über die vorhandenen Infusionen wird ein Wehenmittel, Oxytocin, gegeben, um das Zusammenziehen der Gebärmutter zu unterstützen. Die eröffnete Gebärmutter wird an den Wundrändern mit Instrumenten gefaßt. Stark blutende Adern werden ebenfalls so gestillt. Die besonders blutenden Ecken, links und rechts, werden im allgemeinen zuerst geschlossen. Mit Fingern wird «nachgetastet», ob Reste von Eihaut oder Plazenta in der Gebärmutter sind. Manchmal erfolgt eine Nachcurettage mit einem löffelartigen Instrument. Alle diese Maßnahmen bereiten keine Schmerzen. In dieser Phase tritt bei Frauen häufig ein mehr oder minder starkes Zittern auf – wie auch nach einer vaginalen Geburt. Hierfür gibt es viele Gründe, und man kann nur wenig dagegen unternehmen: Lassen Sie es zittern, und versuchen Sie, ganz ruhig dorthin zu atmen.

Die Plazenta kann man sich übrigens auch nach einem Kaiser-

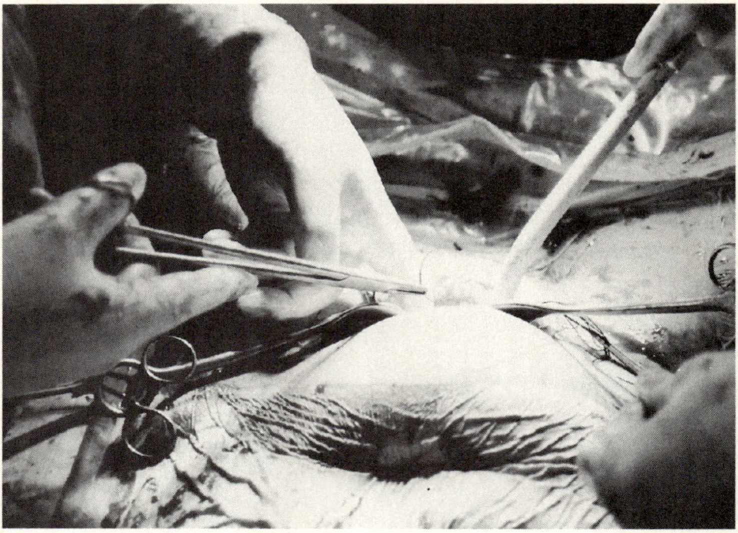

Die letzte Naht wird geschlossen

schnitt mitgeben lassen, falls man dieses bedeutsame «Anhängsel» des Kindes besonders verwenden möchte, z. B. nach alter Sitte einen Baum darauf pflanzen.

Die offene Gebärmutter wird, nachdem sie ausgetastet wurde, mit einer einschichtigen Naht (seltener einer zweischichtigen) geschlossen. Darüber wird das abgeschobene Bauchfell mit Harnblase genäht. Beide Eierstöcke und eventuell der Blinddarm werden angeschaut und unter Umständen Blut und Fruchtwasser aus dem Bauchraum entfernt. Manche Operateure legen vor der Eröffnung der Gebärmutter zum Schutz des Bauchraumes Tücher neben die Gebärmutter, die jetzt ebenfalls wieder entfernt werden. Nur wenige Operateure nehmen bei diesen Schritten die Gebärmutter aus dem Bauchraum heraus.

Bis zur Geburt des Kindes hat es nur fünf bis zehn Minuten gedauert, der Verschluß der Gebärmutter und der Bauchdeckenschichten dauert ungefähr 30 Minuten. Da gibt es große Schwankungen, je nachdem, wieviel Blutstillung erforderlich ist, welche

Nahttechniken angewandt werden und wie geschickt der Operateur ist.

Nach Verschluß der Gebärmutter, des Blasenperitoneums und Säuberung des Bauches, erfolgt der Verschluß des Bauchfelles, der Muskulatur, der Rektus-Aponeurose (kräftige, bindegewebige Platte), des Unterhautfettgewebes und schließlich der Haut.

Heute wird im allgemeinen selbstauflösendes Nahtmaterial genommen, das gut verträglich ist. Die Haut wird idealerweise intrakutan (mit einem langen Faden) genäht, manchmal mit Einzelknopfnähten (einzelne Stiche und Fäden) oder mit Klammern verschlossen. Aus kosmetischen Gründen sollte die Intrakutan-Naht bevorzugt werden. Gelegentlich wird ein Plastikschlauch in die Wunde gelegt zum Ableiten von Körpersekreten oder Blut.

Komplikationen

Es gibt Früh- und Spätkomplikationen. Die frühen Komplikationen tauchen während des Kaiserschnittes und unmittelbar danach auf. Spätkomplikationen werden im Kapitel Wochenbett, S. 100 ff, besprochen.

Es können Komplikationen bei der Narkose auftreten. Das ist – wie bereits erwähnt – aber sehr selten.

Zu den unmittelbaren Komplikationen bei der Operation zählen die Verletzung von Nachbarorganen wie Harnblase, Harnleiter, Darm und große Blutgefäße.

Bei seltenen unstillbaren Blutungen ist die Entfernung der Gebärmutter erforderlich.

Selten treten auch Blutergüsse im unmittelbaren Anschluß an den Kaiserschnitt auf, die durch eine erneute Operation entfernt werden müssen.

Besondere Situationen

Es gibt geburtshilfliche Situationen, in denen eine Geburt durch die Scheide schwierig sein kann. Hier müssen alle Beteiligten überlegen, welchen Geburtsweg man versucht. Der/die Geburtshelfer/in kann mit der Frau besprechen, bei Kaiserschnitt-Bereitschaft im Operationssaal z. B. eine Saugglocken- oder Zangengeburt zu versuchen. Stellt sich der Entbindungsversuch als zu schwierig heraus, kann dann schnell ein Kaiserschnitt durchgeführt werden.

Ähnliches gilt für Wendungen bei Quer- und Beckenendlage. Falls Gefahren für das Kind auftauchen, kann so schnell ein Kaiserschnitt gemacht werden. Hier ist eine Besprechung des Kaiserschnittes wichtig, und die OP-Bereitschaft muß organisiert werden. Ebenso muß der OP schnell erreichbar sein, bzw. die Wendung im Operations-Saal durchgeführt werden.

Sterilisation

Bei einem Kaiserschnitt kann durch Unterbindung (= Verschluß der Eileiter, Nichtdurchgängigkeit) eine dauerhafte erwünschte Unfruchtbarkeit (= Sterilisation) erreicht werden.

Manchmal soll es nur dieses eine Kind sein. Gelegentlich hat das Paar nach dem zweiten oder noch öfter durchgeführten Kaiserschnitt den Wunsch nach definitiver und endgültiger Empfängnisverhütung. Zuerst sollten sich aber beide Partner fragen, wer sich sterilisieren lassen will: Mann oder Frau? Beide gemeinsam sollten sich beraten lassen beim Urologen, bei Frauenärztin oder -arzt, bei der ProFamilia oder kirchlichen Beratungsstellen.

In der Schwangerschaft sollten sich beide frühzeitig in der Klinik vorstellen und die gewünschte Sterilisation besprechen. Mit zunehmender Schwangerschaftsdauer nehmen häufig Beschwerden zu, und die Beratungen werden schwieriger.

Trotz aller vorgeburtlichen Untersuchungen – wie Ultraschall, Triple-Diagnostik, Chromosomen-Untersuchungen (Fruchtwasser- und Chorionzotten-Entnahme) können gesundheitliche Probleme des Kindes unmittelbar nach der Geburt oder auch viel später auftreten. Bei einer erfolgten Sterilisation, die in der Regel nicht rückgängig zu machen ist, ist eine weitere Schwangerschaft auf normalem Wege dann nicht mehr möglich. Es kann versucht werden, erneut zu operieren (das ist je nach Sterilisationsmethode sinnvoll oder unmöglich), um die Eileiter wieder durchgängig zu machen.

Sonst bleiben bei erneutem Kinderwunsch nur aufwendige Methoden wie In-vitro-Fertilisation (= «Retortenbaby», Befruchtung im Reagenzglas) übrig.

Diese Überlegungen – eine erkennbare oder spätere Behinderung des Kindes, aber auch Unfälle im Kindesalter – gehören zu einer Entscheidungsfindung über die Sterilisation. So kann man besprechen, nur bei einem offensichtlich gesunden Kind zu sterilisieren. Die Unterbindung der Eileiter erfolgt ja erst nach Verschluß der Gebärmutter, so daß hier genügend Zeit für eine sorgfältige Untersuchung des Kindes bleibt.

Zur Lösung von Partnerkonflikten sollte sich eine Frau nie sterilisieren lassen. Der Wunsch zur Re-Fertilisierung, also der Wiederherstellung der Fruchtbarkeit, besteht immerhin bei ca. ein bis zwei von 100 sterilisierten Frauen und Männern. Die Gründe sind immer die gleichen: ein neuer Partner/Partnerin, Krankheit oder Tod eines Kindes. Deshalb sollte dieser Schritt sehr gut überlegt sein.

Der Vorteil, sich während des Kaiserschnittes sterilisieren zu lassen, liegt darin, daß der Eingriff gleich mit durchgeführt werden kann. Es ist keine erneute Operation notwendig, und die Operationszeit verlängert sich lediglich um einige Minuten.

Außerdem entstehen nach Bauchoperationen nicht selten innere Verklebungen und Vernarbungen, die bei einer Sterilisation zu einem späteren Zeitpunkt durch Bauchspiegelung oder Bauchschnitt die Operation erschweren können. Bei der Frau läßt sich die Sterilisation nur durch den Zugang in den Bauchraum erreichen. Beim Mann gelingt der Zugang zu den Hoden «von außen», ohne eine große Körperhöhle eröffnen zu müssen. Der Eingriff ist beim Mann wesentlich unkomplizierter.

Bei einer Sterilisation der Frau bleiben übrigens Regelblutungen und die Hormonproduktion erhalten. Es wird lediglich der Eitransport durch den Eileiter verhindert: Das Ei kommt im Eileiter nicht mehr mit den Samenzellen des Mannes zusammen. Eine Sterilisation ist deshalb nicht mit einer Kastration (= Entfernung der Keimdrüsen) zu verwechseln.

Re-Sectio

Als Re-Sectio bezeichnet man einen wiederholten Kaiserschnitt. Zur Diskussion über einen weiteren Kaiserschnitt nach vorausgegangenem s. S. 128 ff.

Nicht selten sind aus unterschiedlichen Gründen auch bei folgenden Kindern Kaiserschnitte notwendig. Die Operation ist grundsätzlich die gleiche wie beim ersten Mal. Das Durchtrennen von Narbengewebe ist im allgemeinen für den Operateur schwieriger. Auch können innere Verklebungen und Verwachsungen den Eingriff erschweren und zeitlich verlängern. Daher bevorzugen viele Operateure in diesen Fällen eine Periduralanästhesie, um in Ruhe und Sorgfalt die Operation durchführen zu können. Die Komplikationsrate ist mit zunehmender Anzahl der Kaiserschnitte natürlich etwas höher. Die meisten wiederholten Kaiserschnitt-Geburten verlaufen aber trotzdem unproblematisch. Die nochmaligen Kaiserschnitte werden in der Regel von den erfahrensten Operateuren der Klinik durchgeführt.

Kapitel 5

Die ersten Stunden nach der Kaiserschnitt-Geburt

Nach einer PDA ist die Mutter bei Bewußtsein, falls nicht zusätzlich ein Beruhigungsmittel verabreicht wurde. Der Wunsch nach Kontakt mit dem Kind kann dann sehr intensiv sein. Besteht dazu keine Möglichkeit, entsteht oft Ärger, Wut und Verzweiflung.

Beim Aufwachen nach einer Vollnarkose ist das Bewußtsein nicht gleich vollständig da. Zuerst hört man meist Stimmen und Geräusche, kann selbst aber nicht unbedingt gleich reden und richtig sehen. Es kann sein, daß man alle paar Minuten wieder einschläft und noch eine ganze Weile «vor sich hindöst».

Nach dem Aufwachen, also meist kurz nach Beendigung der Operation, wird der Mutter das erste Mal ihr Baby gezeigt, falls es nicht in besonderen Fällen gleich in die Neugeborenenabteilung der Kinderklinik muß.

Für viele Frauen ist das ein sehr beglückender Moment. Andere Frauen erschrecken aber auch, wenn sie ihr Kind das erste Mal sehen und das erwartete Glücksgefühl sich nicht sofort einstellt. Der Wunsch, das Kind in die Arme zu nehmen, zu spüren und anzuschauen, so wie es vorher erträumt wurde, ist jetzt nicht da. Soll dies wirklich das eigene Baby sein? Das Baby, das monatelang im Bauch gewachsen ist? Das ich versucht habe, mir vorzustellen? Auf das ich so lange gewartet habe? Diese Fragen tauchen plötzlich auf. Es ist verständlich, daß eine Mutter dieses Baby nicht gleich als ihr eigenes Kind betrachten kann. Hat sie doch die entscheidenden Momente der Geburt durch ihren Narkoseschlaf gar nicht mitbekommen. Sie hat nicht erlebt, daß dieses Kind aus ihr herausgeglitten ist. Warum sollte das Kind, das ihr gebracht wird, denn ihres sein? Daß sich nicht gleich die vielzitierten «Muttergefühle» einstellen, ist im übrigen auch bei Frauen, die keinen Kaiserschnitt hatten, oft der Fall.

Falls eine Frau sehr lange Schwierigkeiten hat, das Kind als das ihre zu akzeptieren, hilft es manchmal auch, Baby-Fotos von sich selbst oder dem Partner zu sehen und eine «Familien-Ähnlichkeit» festzustellen. Auch die Gespräche mit anderen Frauen auf der Station, die ebenfalls einen Kaiserschnitt hatten, können entlasten: Denn diese Gefühle haben viele Frauen nach der Geburt. Bei jedem Kind kann es ein anderer Zeitpunkt sein, zu dem sich ein intensives Gefühl einstellt. So kann es einer Zwillings-Mutter ergehen, daß sie sich in eines ihrer Kinder sofort verliebt, in das zweite erst nach einigen Tagen.

Beide, Mutter und Kind, brauchen jetzt Zeit und Ruhe, sich kennenzulernen. Die Glücksgefühle werden sich einstellen! Am besten gelingt dieser Prozeß, wenn Sie häufig mit dem Baby zusammen sind, es oft betrachten, mit ihm reden, sehr viel (nackten) Hautkontakt haben – und es stillen.

Gerade diese wichtigen und intensiven Kontakte aber werden in vielen Kliniken erschwert. Die Frauen werden nach einer Kaiserschnitt-Geburt in den Intensiv-Aufwach-Bereich zur Überwachung verlegt, und oft ist dort das neugeborene Kind nicht zugelassen, ebensowenig der Vater wegen der anderen Intensivpatientinnen und -patienten. Auch über diese Situation sollte man sich vorher erkundigen und Absprachen treffen. Zuständig auf dieser «Aufwach-Station» sind die Anästhesisten und nicht die Geburtshelfer. Es kommt auch nicht selten vor, daß Privatpatientinnen besonders lange intensivmäßig überwacht werden (wegen der Abrechnung), während «normal» Versicherte schneller auf die Station dürfen.

In dieser Zeit geht es einer Frau wegen der Nachwirkungen von Operation und Narkose meist nicht sehr gut. Das Gefühl, einer Intensiv-Überwachung zu bedürfen, verstärkt noch das Unbehagen und die Schmerzen. Hinzu kommt, daß man von anderen «Frischoperierten», denen es eventuell viel schlechter geht, umgeben ist. Hat dagegen eine Frau die Möglichkeit, ihr Kind und ihren Partner bei sich zu haben, geht es ihr oft viel besser. Sie sieht das «Produkt» ihrer Anstrengungen und Leiden. Sie kann mit ihrem Kind reden. Sie erhält Berührung und Zuwendung durch ihren Partner. Gerade die ersten, schlimmen Stunden nach dem Kaiserschnitt werden positiver erlebt, wenn das Kind und der Partner bei der Mutter sind. Auf einer Wachstation allein gelassen, nehmen negative Gefühle und Schmerzen leicht überhand. Muß eine Frau im Aufwachraum liegen, eventuell sogar länger, so sollte sie die Möglichkeit haben, ihr Kind zu sehen. Ist das Kind in der Kinderklinik, so sollten der Mutter so viele Informationen wie nur möglich über ihr Kind gegeben werden. Der Partner ist dann Vermittler zwischen Mutter und Kind. Auch Fotos des Babys sollten in der Kinderklinik für die Mutter gemacht werden.

Eine Reihe von Kliniken hält die Überwachung im Intensiv-Bereich nach einem Kaiserschnitt nicht für notwendig. Oft werden die operierten Frauen dann im Kreißsaalbereich von den Hebammen überwacht, sechs, zwölf oder auch 24 Stunden. Störungen und Komplikationen sind auch von den Hebammen, Schwestern und Ärzten der gynäkologischen Station zu erkennen. Die routinemäßige Intensiv-Überwachung im Wachraum hat folgende Nachteile:

– der Aufenthalt auf der Wachstation beeinflußt das Befinden eher negativ,
– die Mutter kann nicht mit ihrem Kind zusammensein, was für beide ein Verlust ist.

Nach einer Spontangeburt, auch wenn sie sehr anstrengend war, sind die meisten Frauen, nachdem das Kind da ist, wieder fit und sehr wach. Hier werden durch körpereigene Hormonausschüttungen ideale Bedingungen für den ersten Mutter-Kind-Kontakt geschaffen. Das gleiche gilt eigentlich für den Mutter-Kind-Kontakt nach einem Kaiserschnitt. Daher sollte diese Freude über das Kind und die Neugierde, es kennenzulernen, genutzt werden. Mutter und Kind sollten zusammen sein. Das kann bei der Auswahl des Krankenhauses schon vorher abgeklärt werden.

Nach einer Kaiserschnitt-Geburt sind für viele Frauen nicht nur die Schmerzen und die eventuelle Übelkeit ein Problem. Frauen berichten auch über unangenehme Nachwehen, das Gefühl, «völlig fertig zu sein», gelegentlich Erstickungsgefühle und Sehstörungen.

Die negativen Empfindungen sind aber nur die eine Seite. Auf der anderen Seite steht die große Erleichterung, daß das Kind in Ordnung ist und alles gut überstanden wurde. Zufriedenheit und Glück stehen vor allem dann im Vordergrund, wenn Mutter, Vater und Kind zusammensein können. (Natürlich möchten Frauen nach solch einem Eingriff manchmal auch nur ihre Ruhe und erst einmal lieber allein sein.)

Kapitel 6

Die ersten Tage im Wochenbett

Nach einigen Stunden oder einer Nacht, in Ausnahmefällen auch mal länger, wird man dann auf die Station gebracht. Spätestens jetzt kann das Kind im Zimmer der Mutter sein. Zur Versorgung des Kindes braucht die Mutter nach ihrer Operation aber praktische Hilfe. Da ist es ideal, wenn der Vater in den ersten Tagen häufig in der Klinik sein kann. Er kann viele «Handreichungen» übernehmen, das Kind an- und ausziehen, beim Anlegen des Kindes helfen, die stützenden Kissen zum Stillen herrichten... Das ist für die Väter eine schöne Gelegenheit, in die Pflege des Kindes gleich einbezogen zu sein und das Kind mit allen seinen Bedürfnissen kennenzulernen. Falls es dem Vater nicht möglich ist (oder keiner da ist), tut es gut, eine andere vertraute Person zur Unterstützung zu haben. Die Mutter fühlt sich verständlicherweise anfangs oft schon hilflos, wenn das Baby z. B. spuckt. Da ist es gut, den Partner oder eine Bettnachbarin zu haben, jemanden, der das Kind leichter hochnehmen kann. Selbstverständlich sind auch die Wochenbett- und Kinderkrankenschwestern da und helfen bei all den genannten Dingen. Die Mutter sollte sich nicht scheuen, die Schwestern oder Pfleger zu rufen. Denn die können auch nicht alle Wünsche erraten oder von den Augen ablesen, deshalb ist es wichtig, zu sagen, was man möchte.

Wundern Sie sich nicht, wenn sie oft unterschiedliche Aussagen hören und ständig andere Personen für Sie zuständig sind. Auf den meisten Wochenstationen gibt es noch die alte Trennung in Wochenbettschwestern und Säuglingsschwestern (heute: Kinderkrankenschwestern), ebenso wie es verschiedene Zuständigkeiten bei den Frauen- und Kinderärztinnen und -ärzten gibt. Einige Kliniken haben diese Betreuungsmodelle aufgegeben. Dort sind bestimmte

Schwestern für bestimmte Frauen zuständig. Die Vorteile liegen auf der Hand: Die Mutter weiß, wen sie ansprechen muß. Sie bekommt nicht so viele unterschiedliche und damit verunsichernde Informationen. Es gibt nicht die Probleme, daß Informationen unter dem Pflegepersonal nicht weitergegeben werden – und die Arbeit ist auch für die Krankenschwestern befriedigender.

Frauen mit Kaiserschnitt sind am besten gemeinsam in einem Zimmer untergebracht. Ideal wäre, daß Frauen, denen es schon bessergeht, mit Frauen, die gerade operiert sind, zusammen liegen und ihnen Mut machen können und auch mal helfend zufassen.

Es gibt aber auch immer noch Kliniken, die das «rooming-in» von Anfang an nicht unterstützen. Eine Frau berichtet von ihren Erfahrungen: «Es ist mir unverständlich, daß ich jedesmal kämpfen mußte, damit mir mein Kind gebracht wurde. Mein Mann und ich gemeinsam erreichten dann endlich, daß mein Sohn mit im Zimmer sein durfte. Mein Mann half den ganzen Tag bei der Versorgung.»

Aber es gibt auch Frauen, die ihr Kind in den ersten Tagen nicht bei sich im Zimmer haben wollen und können: «Ich fühlte mich die ersten Tage nur sehr krank. Die Schwestern taten, als würde ich mich anstellen. Rooming-in machte ich erst ab dem fünften Tag.»

Früher konnten Frauen nach einem Kaiserschnitt, von den Narkose- und Schmerzmitteln beeinträchtigt, eigentlich erst zu Hause richtig mit ihrem Kind zusammensein. Heute sind operierte Frauen zwar schneller fit, aber es ist sehr unterschiedlich, wie sich eine Frau nach dem Eingriff fühlt. Wenn sie das Gefühl hat, es wäre ihr noch zuviel, kann das Kind im Säuglingszimmer bleiben bzw. phasenweise dorthin gegeben werden. Da aber viele Frauen die Erfahrung gemacht haben, daß sie im Zusammensein mit ihrem Kind schneller gesunden, sollte man es einfach immer wieder ausprobieren und sehen, wie es geht.

Daß die Kliniken sehr unterschiedlich sind, geht auch aus den Schilderungen von Frauen mit schlechten Erfahrungen hervor: «Mein Kind lag in der Kinderklinik. Als die Infusionsschläuche entfernt waren, fuhr ich sofort zu meinem Kind in die Kinderklinik. Die

Ärzte wollten es mir nicht erlauben. Auf eigene Verantwortung ging ich trotzdem.» «Ich legte die ersten Tage mein Kind heimlich an die Brust, mit Wachposten an der Tür aus Angst vor den Schwestern.» «Ich zog mein Kind heimlich aus, um es endlich mal ganz nackt zu sehen.» Solche Erfahrungen sollten wirklich der Vergangenheit angehören. Eltern haben ein Recht auf ihre Kinder und müssen sich nicht vorschreiben lassen, wann sie sie sehen dürfen.

Wichtig ist in diesen ersten Tagen, in denen das Bewegen noch schwerfällt und durch Infusionsschläuche Einschränkungen unterliegt, das Kind so anzulegen und mit ihm zu schmusen, daß es nicht weh tut und daß die Mutter es gut halten kann. Das ist auf Seite 87 ff beschrieben.

In diese ersten Tage fällt auch der «Heultag», heute auch «Baby-Blues» genannt. Gerade nach einer Kaiserschnitt-Geburt ist eine Frau an diesem Tag (oder Tagen) vielleicht besonders traurig. Das gehört dazu. Sich richtig auszuweinen hilft, mit der Trauer um die nichterlebte Vaginalgeburt und dem Abschied vom bisherigen Leben ohne Kind umzugehen. Sie sollten sich nicht genieren, sich auszuheulen und mit anderen über Ihre Traurigkeit und Ihre Verunsicherung zu sprechen.

Ganz eindringlich muß an dieser Stelle davor gewarnt werden, sich zu überlasten. Die Überlastung nach der Geburt wird vor allem durch zuviel und zu anstrengenden Besuch hervorgerufen. Leider merken die meisten Frauen erst zu spät, daß ihnen zuviel zugemutet wurde. Unglücklicherweise wird durch diese Belastung oft der sensible Stillbeginn gestört, und die Milchproduktion kommt nicht so in Gang, wie sie sollte und könnte.

Es wird heute im allgemeinen als selbstverständlich betrachtet, daß die Krankenhäuser durchgehende Besuchszeiten ermöglichen. Der große Nachteil aber ist: Betrieb «rund um die Uhr». Das sorgt gerade auf Mutter-Kind-Stationen für sehr große Unruhe. Denn nicht nur die einzelne Mutter bekommt Besuch, sondern *jede* Mutter im Zimmer und auf der Station. Wenn in einem Zimmer zwei bis vier Frauen liegen, summiert sich der Besuch und kann die Frauen und die Kinder sehr nerven. In einigen Krankenhäusern gibt es Aufenthaltsräume, in die man mit Besuchern gehen kann. Das ist günstiger, da Mutter und Kind dann im Zimmer ungestört sind bzw. sich zurückziehen können, wenn es ihnen zuviel wird.

Es wäre gut, wenn z. B. der Vater von vornherein die Besucherströme regeln und eindämmen könnte. So gern man allen Verwandten und Bekannten sein neugeborenes Kind zeigen möchte, wichtiger ist, daß Mutter, Vater und Kind Zeit haben zusammenzufinden. Und das ist beim üblichen Krankenhausbetrieb sowieso nicht einfach. Auch wenn viele Babys in den ersten Tagen zum Teil sehr ruhig sind, Kaiserschnitt-Babys manchmal passiv aufgrund der Narkosemittel und der fehlenden Hautstimulation bei der Geburt, geschieht doch jeden Tag so viel Neues und Spannendes mit dem Kind, daß man sich möglichst nicht mit zusätzlichen Aufregungen belasten sollte.

Die Heilung

Gleich nach der Operation, wenn die Betäubung nachläßt, kann der operierte Bereich sehr schmerzen und die Vorstellung, sich zu bewegen, unerträglich sein. Es besteht dann die Möglichkeit, Schmerzmittel zu bekommen bzw., wenn der Zugang für die PDA noch liegt, «nachzublocken», d. h. das Betäubungsmittel nachzuspritzen. Zuerst sollte man aber vielleicht ausprobieren, ob man genügend von den Schmerzen abgelenkt wird, wenn man sein Baby sieht, es berührt und mit ihm schmust. Das kann oft schon genügen, um den Schmerz in den Hintergrund treten zu lassen. Aber es besteht keine Veranlassung, sich als «Meisterin im Tapfersein» beweisen zu müssen. Wenn die Schmerzen trotz Kind, Atmen, Entspannen oder Gestreicheltwerden schwer aushaltbar sind, kann man sich Schmerzmittel geben lassen. Es gibt auch Mittel, die nicht besonders in die Muttermilch übergehen, so daß sie kein Hindernis fürs Stillen sind. Es hilft dem Kind sicher mehr, wenn sich die Mutter Erleichterung verschafft und sich dann mit ihm beschäftigen, es anfassen und kennenlernen kann, als wenn die Mutter unter ihren Schmerzen leidet.

Das bewußte Atmen und Entspannen, das im Geburtsvorbereitungskurs erlernt und ausprobiert wurde, kann jetzt eine große Hilfe sein: besonders wenn Sie aufstehen, sich bewegen, zur Toilette gehen und auf der Toilette sitzen.

Bereits einige Stunden nach dem Kaiserschnitt müssen die Frauen sich an die Bettkante setzen, wenig später, zunächst mit Hilfe, auch aufstehen. Das frühe Aufstehen hat sich bewährt. Thrombosen (= Blutgerinnselbildung in den Venen) sind seltener. Die Darmfunktion kommt gut in Gang, ebenso der Wochenfluß. In seltenen Fällen wird heute noch ein Sandsack über die Narbe gelegt. Im Bett liegend, sollte man die Füße und Zehen viel bewegen zur Thrombosepropylaxe (s. S. 83). Eine Krankengymnastin kann erklären, wie man sich mit dem Atmen Schmerzen erspart beim Husten, Niesen und Lachen. Die Narbe sollte man dabei immer festhalten.

Die ersten Tage ist eine Frau – wie nach jeder größeren Operation – besonders eingeschränkt durch die Infusionen (Tropf zur künstlichen Ernährung). Auch für die frühe Mobilisierung (Bewegung zur Vermeidung von Thrombosen) sind die Infusionen sehr hinderlich. Ein weiterer Nachteil: Manche Frauen fühlen sich ausgesprochen «gefesselt» und in ihrer freien Bewegung behindert durch die Infusionsschläuche.

Je nach Klinik und Operationsverlauf werden Plastikschläuche in die Wunde gelegt, um Sekrete abzusaugen und die Ausbildung von Blutergüssen zu verhindern.

Durch den Plastikschlauch kann das Wundsekret und eventuell Blut ablaufen, er wird schon nach einem Tag wieder entfernt, in manchen Kliniken erst nach Tagen. Auf der Schnittwunde liegt ein Pflaster oder ein Sprühverband, und die Wunde wird jeden Tag kontrolliert. Falls nicht selbstauflösende Fäden verwendet wurden, werden die Fäden zwischen dem siebten und zehnten Tag gezogen. Das Gewebe wächst sehr schnell wieder zusammen, auch wenn es noch eine Weile bei Druck und Belastung schmerzt und ein Taubheitsgefühl im Narbenbereich besteht.

Das Urinlassen erfolgt über einen durch die Harnröhre ausgeleiteten Katheter. Er wird bei günstigen Verhältnissen ebenfalls nach zwölf Stunden entfernt.

Auch nach einem Kaiserschnitt haben alle Frauen natürlich den sog. Wochenfluß. Zunächst fließen größere Mengen rotes Blut aus der Scheide, das verringert sich langsam und sieht nach einigen Tagen, bzw. Wochen bräunlich und schließlich rosa aus. Der Wochenfluß dauert nach einem Kaiserschnitt aber meist nur drei bis vier Wochen. Damit es nicht an der Narbe scheuert, ist es wichtig, weite, lockere Schlüpfer, mit denen die Binden festgehalten werden, zu tragen. (Früher wurde manchmal der Muttermund während der Kaiserschnitt-Geburt erweitert für den Abfluß des Wochenflusses. Das wird heute in der Regel nicht mehr gemacht.)

In den ersten Tagen besteht wie nach jeder Geburt ein großes Gefühl der Leere im Bauch. Es rumpelt, und wahrscheinlich ist viel Luft in den Därmen. Fencheltee oder der «berühmte» Stilltee (eine Mischung aus Kümmel, Anis und Fenchel) können erleichternd wirken.

Medikamente nach einem Kaiserschnitt

Grundsätzlich wird bei allen Medikamenten nach der Geburt darauf geachtet, in welchem Maß sie in die Muttermilch übergehen und ob die Stillfähigkeit dadurch beeinträchtigt wird. Darüber gibt es genaue Untersuchungen, die jede Ärztin/jeder Arzt bei der Medikamentenanwendung zugrunde legen sollte. Falls aufgrund der Medikamente vom Stillen abgeraten wird, lohnt es sich, einmal nachzufragen, ob nicht andere Mittel möglich sind.

Infusionen sind Flüssigkeiten aus verschiedenen Salzlösungen, Zuckerstoffen, Blutersatzmitteln u. ä. Sie werden vor, während und nach einem Kaiserschnitt durch einen Plastikschlauch, der in einer

Vene am Arm liegt, gegeben (= infundiert). Mit diesen Lösungen wird Flüssigkeit und Nahrung zugeführt, da vor und nach einem Kaiserschnitt – von Klinik zu Klinik unterschiedlich lange Zeit – nicht getrunken und gegessen werden darf. Gleichzeitig kann mit diesen Flüssigkeiten der Körperkreislauf der Mutter stabil gehalten werden. Weiterhin können diesen Lösungen Medikamente wie Schmerzmittel, Wehenmittel u. ä. beigefügt werden. Auch kann man höheren Blutverlust vor, während und nach einem Kaiserschnitt in hohem Maße durch solche Lösungen ausgleichen – und damit helfen, Bluttransfusionen zu vermeiden.

Eine *Bluttransfusion,* die Gabe von Blut, läßt sich jedoch nicht immer umgehen. Hier bestehen durch jüngste Ereignisse um Blutprodukte (Aids, Hepatitis) sehr starke Ängste und Vorbehalte. Das ist verständlich, und es muß alles getan werden, hier für mehr Sicherheit zu sorgen. Andererseits gibt es immer wieder einen Punkt, an dem Bluttransfusionen unumgänglich sind, um lebensbedrohliche Situationen abzuwenden. Die Verweigerung einer Transfusion, so hat der Autor es gerade erlebt, führt dann gelegentlich zu dramatischen, lebensgefährlichen Krankheitsverläufen, die hätten vermieden werden können. Sicher besteht immer ein Risiko der Infektion nach Bluttransfusionen, wenn es aber um Leben und Tod geht, müssen Ärzte sich für eine Transfusion entscheiden. Blut von Verwandten kann in solch einer Situation schlecht verwendet werden, denn es gilt nicht als «sicherer». Zum Thema Eigenblut s. S. 26.

Die *Infusionsdauer* ist von Klinik zu Klinik verschieden. Sie reicht von sechs, zwölf oder 24 Stunden bis zu 48 oder 72 Stunden nach dem Kaiserschnitt. Die Dauer sollte sich nach dem Befinden der Frau richten und nicht nach starren Regeln. Geht es der Mutter nach einem normalen Kaiserschnitt gut, und tauchen keine Probleme auf, kann sie u. E. nach vier bis sechs Stunden etwas trinken. Nach Vollnarkose etwas später: Infusionen für zwölf Stunden, dann normales Trinken und leichte Kost. Auch unter dem Aspekt, daß das «Angekoppelt-Sein» an Schläuche von vielen Frauen als sehr schlimm erlebt wird, sollten die Kliniken ihr Infusionsprogramm überdenken. Unnötige Kosten, die Abhängigkeitsgefühle bei der Mutter, Frust und Ärger können so leicht vermieden werden. Manche Frauen empfinden gerade dieses Angebundensein als besonders unangenehme Begleiterscheinung nach einem Kaiserschnitt.

Ebenso ist die Gabe von *Abführmitteln* nicht erforderlich. Fast jede Frau hat nach unseren Erfahrungen spätestens nach vier Tagen Stuhlgang. Klysmen (Einläufe) und Mittel von «oben» sind wirklich nicht notwendig. (Auch wenn sie von manchen Frauen verlangt werden, vor allem von Frauen, die in Krankenhäusern arbeiten – und es daher so kennen.)

Schmerzmittel

Folgende Schmerzmittel werden nach einem Kaiserschnitt eventuell gegeben:

– Dolantin, Valoron u. a., sog. künstliche Opiate, die die Weiterleitung der Schmerzempfindungen an das Gehirn verhindern.

– Mittel wie Aspisol, Ben-u-ron, Voltaren u. a. wirken nicht nur schmerzstillend, sondern auch entzündungshemmend und fiebersenkend.

– Bei Opiaten ist dann eventuell doch die Gabe abführender Medikamente notwendig, um der Darmträgheit zu begegnen.

Da die Medikamente zum Teil in die Muttermilch übergehen, muß man sich mit der Ärztin/dem Arzt genau absprechen, was im jeweiligen Fall sinnvoll ist. Wenn ein Kind schon Anpassungsschwierigkeiten hat, also Probleme mit der Atmung, kann das durch manche Mittel noch verstärkt werden. Das gilt besonders bei Frühgeborenen.

Hormone zur Rückbildung

Bereits vor einem Kaiserschnitt wird unter Umständen zur Vermeidung eines sog. Caesarean-Schock-Syndroms das Hormon Oxytocin zur Auslösung von Wehen gegeben. Auf die Bedeutung von Wehentätigkeit für das Baby wurde ja bereits eingegangen. Nach der

Geburt des Kindes wird den Infusionslösungen immer Oxytocin beigefügt, um die Blutungen aus der Gebärmutterhöhle und der Gebärmutterwunde durch Zusammenziehen (= Nachwehen) zu minimieren. Dies ist besonders wichtig bei großen Kindern und Mehrlingsgeburten. Manchmal werden bei solchen Blutungen den Infusionen auch Prostaglandine beigefügt. Notwendig sind Prostaglandine zur Behandlung von starken Blutungen in der Nachgeburtsperiode vor allem dann, wenn Oxytocin nicht hilft.

In den Tagen nach einem Kaiserschnitt wird oft Oxytocin als Spritze in den Muskel gegeben oder auch als Nasenspray angewandt. Methergin (Ergotamin) sollte wegen der nachteiligen Wirkung auf das Stillen nicht mehr gegeben werden. Früher wurde es sehr häufig verwendet.

Thrombose-Prophylaxe

In der Schwangerschaft, besonders in der Zeit um die Geburt herum, und vor allem bei Operationen können sich in den Venen Gerinnsel (= Thromben) bilden. Diese Blutklumpen können sich ablösen und Lungenadern verstopfen: Es entsteht eine Lungenembolie, die sogar tödlich sein kann.

Es gibt verschiedene Möglichkeiten, diese Thrombosen zu verhindern. Dazu gehört Venengymnastik, ganz besonders bei Krampfaderbildung. Neben der Vermeidung von langem Stehen und direkter Sonneneinstrahlung können sog. Stützstrümpfe, Kompressionsstützstrumpfhosen, helfen. Vor, während und nach einem Kaiserschnitt werden solche «Thrombosestrümpfe» generell angelegt und im Wochenbett getragen, was manchmal sehr lästig ist, vor allem bei warmem Wetter. Während der Operation enthalten die Infusionslösungen häufig auch Substanzen, die die Entstehung von Thrombosen behindern. Nach dem Kaiserschnitt wird mit einer dünnen Nadel ein- bis dreimal täglich Heparin subkutan (d. h. unter die Haut) gespritzt, und zwar sieben bis zehn Tage lang. Bei erhöhter Thrombosegefahr wird das Heparin auch gelegentlich über eine Infusion gegeben. Das Stillen wird dadurch nicht beeinflußt.

Antibiotika

Die Gabe von Mitteln gegen Entzündungen (= Antibiotika) wird unterschiedlich gehandhabt. Bei einem geplanten Kaiserschnitt ist eine vorsorgliche Antibiotikagabe wahrscheinlich unnütz. Bei einem Kaiserschnitt, der wegen eines lange zurückliegenden Blasensprungs oder bei Fieber der Mutter und des Kindes (= Amnioninfektionssyndrom) durchgeführt wird, sollen Antibiotika gegeben werden. Dabei sollte bei der Auswahl der Substanzen berücksichtigt werden, daß gestillt werden kann. Das ist aber je nach Schwere der Infektion und deren Verlauf nicht immer möglich. Auch ob ein Antibiotikum nur ein-, zwei- oder dreimal «perioperativ», d. h. in dem engeren Zeitraum um die Operation herum, gegeben wird oder über mehrere Tage, muß immer individuell entschieden werden.

Röntgen

Manche Kliniken röntgen im Wochenbett auch den Geburtskanal, um für die nächste Schwangerschaft zu wissen, wie der knöcherne Geburtskanal geformt ist. Enge, verformte Becken sind aber heute sehr selten. Eher gibt es Verformungen des Kreuzbeines, die sich auf den Geburtsverlauf auswirken können. Aber auch mit diesen Veränderungen sind ganz normale Geburten möglich.

Das Stillen

Für viele Mütter ist es sehr hilfreich zu spüren, daß sie ihre Kinder mit ihrer Muttermilch ernähren können. Das kann über eventuelle Versagensgefühle durch die nicht erlebte Geburt hinweghelfen. Dem Stillen steht nach einem Kaiserschnitt nichts im Weg. Es ist nur für eine «frisch operierte» Frau schwieriger, das Kind anzulegen. Wie gesagt, hier ist Hilfe und Unterstützung notwendig – und die sollte man sich holen.

Zunächst sollte durch Nachfrage bei den Geburtshelfern oder der Narkoseärztin/dem Narkosearzt geklärt werden, ob aufgrund der Medikamente mit dem Stillen abgewartet werden muß. Dies ist vor allem dann der Fall, wenn nach der Operation bestimmte Antibiotika gegeben werden. Es sollte aber immer versucht werden, ein Antibiotikum zu wählen, das die Muttermilch nicht beeinträchtigt. Sowohl die Narkosemittel als auch die Medikamente bei der PDA sind in der Muttermilch kaum nachweisbar.

Kann zunächst nicht gestillt werden, ist es ganz wichtig, daß die Mutter die Milchproduktion für ihr Kind durch Abpumpen und Entleeren der Brust mit der Hand schon anregt. Die abgepumpte Milch wird zuerst weggeschüttet. Nach dieser Zeit kann die Mutter ihr Baby dann an die Brust legen. Falls das Kind in den ersten Tagen Nahrung aus der Flasche bekommen hat, kann es sein, daß es erst wieder «umlernen» muß. Denn das Saugen an der Brust funktioniert ganz anders als das Saugen an der Flasche. Viele Babys können es gleich und bevorzugen auch die Brust, einige, sog. saugverwirrte Kinder, müssen es aber erst richtig gezeigt bekommen. Dafür haben Sie am besten eine Beraterin, die das *richtige* Anlegen zeigt und die eventuell mit dem Kind ein Saugtraining macht. Wenn das Kind und die Mutter dann aufeinander eingespielt sind, kann sicher lange Zeit erfolgreich gestillt werden.

Leider ist es nicht selbstverständlich, daß alle Krankenschwestern in der Klinik diese Techniken richtig vermitteln. Falls es gar nicht mit Hilfe der Krankenschwestern klappt, sollte man sich nicht scheuen, eine Hebamme oder Still- oder Laktationsberaterin zu Rate zu ziehen. Über die örtlichen Stillgruppen bekommt man meist eine Fachfrau vermittelt, die auf solche Fälle spezialisiert ist. Diese Frauen haben viel Erfahrung mit besonderen Stillproblemen und sind durch ständige Weiterbildung auf dem neuesten Stand des «Still-Wissens». Die Stillgruppen geben auch Informationsschriften zu speziellen Themen und Problemen heraus. Diese Broschüren können bei den Anschriften, die im Anhang genannt sind, bestellt werden. Es gibt selbstverständlich auch Krankenschwestern und Hebammen, die gute Stillberaterinnen sind, aber leider nicht in allen

Krankenhäusern. Ein Krankenhaus, in dem man gute und kompetente Stillunterstützung erwarten darf, ist ein von der UNICEF ausgezeichnetes «Babyfreundliches Krankenhaus». Da diese weltweite Aktion in Deutschland noch nicht lange angelaufen ist, sind aber erst sehr wenige Krankenhäuser erfaßt.

Die wichtigste Voraussetzung für den Erfolg des Stillens ist die Zuversicht der Mutter, daß es mit dem Stillen selbstverständlich funktioniert – auch bei anfänglichen Schwierigkeiten.

Ebenso wichtig aber ist das Vertrauen der Umgebung in die Stillfähigkeit der Mutter. Alle sollten sie bestärken und ihr über Anfangsprobleme hinweghelfen. Bemerkungen – wie sie leider immer noch fallen – von einigen (wenigen) Krankenschwestern, Großeltern oder anderen «wohlmeinenden» Ratgebern: «Mit diesen Brustwarzen wird das nichts» oder «Die Milch reicht ja doch nicht» oder auch nur «Bekommt das Kind auch genug zu essen?» oder gar «Wollen Sie Ihr Kind verhungern lassen?» sind verständlicherweise wenig motivierend. Man sollte sich angewöhnen, darüber hinwegzuhören, oder sich eine passende Antwort überlegen. Mit Geduld, Selbstvertrauen und Unterstützung schaffen es so gut wie alle Frauen, ihr Kind zu stillen. Falls es aber mal nicht klappt oder Sie Ihr Kind nicht stillen wollen, gibt es künstliche Säuglingsnahrung. Die Nähe und der Hautkontakt, die beim Stillen automatisch da sind, können in diesem Fall mit viel nacktem Schmusen, Streicheln, Massieren erreicht werden.

Soll Ihr Kind nur mit Muttermilch ernährt werden, weisen Sie das Klinikpersonal darauf hin, daß Sie wirklich voll stillen möchten. Ein Zettel am Kinderbettchen, auf dem vielleicht steht: «Ich möchte nur gestillt werden», erinnert alle Kinderkrankenschwestern daran, falls Ihr Kind im Säuglingszimmer ist und sich «meldet». Daß ein Kind Hunger hat, ist nicht erst daran ersichtlich, daß es schreit. Schon eine halbe Stunde vorher kann man erkennen, daß der Säugling unruhig wird, sucht, Fäustchen ballt. Dann sollte das Kind auch schon angelegt werden. Wenn es erst richtig (empört) schreit, wird das Anlegen schwieriger. Damit wird die nach einem Kaiserschnitt anfänglich vielleicht schwierige Stillsituation nur unnötig erschwert.

Das Wiegen der Kinder vor und nach der Mahlzeit wird heute nur noch als Stressfaktor betrachtet, und es hat zudem kaum Aussagecharakter. Das Wohlbefinden und die Entwicklung des Kindes sind auch an anderen Anzeichen als nur der Gewichtszunahme ersichtlich. Einmal am Tag im Krankenhaus zu wiegen wird daher als völlig ausreichend angesehen. Auch das Zufüttern von Tee und erst recht von künstlicher Säuglingsnahrung ist in den seltensten Fällen notwendig.

Häufig berichten Frauen von der Erfahrung, daß durch den Stress des ständigen Wiegens, den dadurch entstehenden Druck, das Stillen in der Klinik kaum geklappt hat. Zu Hause, in Ruhe, mit Unterstützung einer nachsorgenden Hebamme, wurde es dann ganz einfach. Neben dem Wiegen verhindert oft das schnelle Zufüttern, daß die Milchproduktion der Mutter richtig in Gang kommen kann.

Wenn man weiß, daß die Nachfrage das Angebot beim Stillen regelt, ist leicht verständlich, daß Anlegen nach Bedarf des Kindes für die optimale Milchproduktion sorgt. Es ist normal, daß ein Neugeborenes zwölf Brust-Mahlzeiten oder mehr am Tag benötigt.

Auch wenn das Stillen am Anfang etwas mühselig ist, profitiert die Mutter in dieser Zeit davon: Die Rückbildung der Gebärmutter, die sonst nach einem Kaiserschnitt nicht so schnell geht, wird gefördert. Das merkt man an Wehen und verstärktem Wochenfluß. Die Wehen fördern ebenfalls den Heilungsprozeß, an der Wunde kann dadurch nichts geschehen.

Hilfen und Tips für das Anlegen des Kindes

Zunächst ist es wichtig, das Kind wie nach jeder Geburt möglichst bald und möglichst oft anzulegen. Das frühe Anlegen ist so bedeutend, damit das Kind das kostbare *Kolostrum* (Vormilch, die besonders reich an Abwehrkörpern ist) bekommt. Zwar ist das Kolostrum mengenmäßig nicht sehr viel, doch reicht es fast allen Säuglingen in den ersten Tagen aus. Ein Gewichtsverlust in den ersten Tagen ist normal. Es besteht kein Grund zum Zufüttern.

Das frühe Anlegen sorgt dafür, daß bald Milch in größeren Mengen gebildet wird und daß der sog. *Milcheinschuß* (zwischen dem zweiten und fünften Tag) nicht zu unangenehm durch plötzliche, extreme Schwellung wird (das Lymphsystem ist vorübergehend überlastet). Kommt es zu einem starken ersten «Milcheinschuß», dann muß gleich darauf geachtet werden, daß die Brust nicht zu stark angeschwollen ist. Sonst gestaltet sich das Stillen im Liegen sehr schwierig, und das Baby kann oft die Brust nicht so gut mit dem Mund fassen. Falls die Frau noch Flüssigkeitszufuhr über Infusionen bekommt, möchte sie eventuell nicht so viel trinken, damit dieser erste massive Milcheinschuß nicht zu unangenehm wird. Das «Einschießen» der Milch kann auch von etwas Fieber begleitet sein, das aber schnell vorübergeht, wenn die Brust entleert wird. Auch wenn es eigentlich keine Entzündung ist, werden manchmal Quarkumschläge oder ähnliches gemacht. Wenn die Brust sehr angeschwollen und hart ist, sollten vor dem Stillen warme Umschläge gemacht werden, dann fließt die Milch leichter heraus; nach dem Stillen kalte Umschläge.

Auch für die Mutter-Kind-Bindung ist das Stillen, wie schon betont, eine schöne, selbstverständliche Unterstützung. Das Kind sollte immer, wenn es Hunger signalisiert (siehe oben), angelegt werden. Ist ein Kind ganz besonders schläfrig, muß es auch mal geweckt werden. Das kann vor allem der Fall sein, wenn der «Milcheinschuß» erfolgt ist und die Mutter zusehen muß, daß ihre Brüste auch geleert werden. Es gibt auch Kinder, die Mahlzeiten einfach verschlafen und damit nicht genug zu sich nehmen. Deshalb müssen Kinder, die etwas schwach sind, manchmal zum Trinken geweckt werden.

Die üblichen Haltungen beim Stillen können in den ersten Tagen nach einer Kaiserschnitt-Geburt unter Umständen schmerzhaft sein. Sie müssen eine Haltung finden, in der Sie keine Schmerzen haben, Sie das Kind auf die andere Seite der Brust legen können und kein Druck auf die Narbe ausgeübt wird.

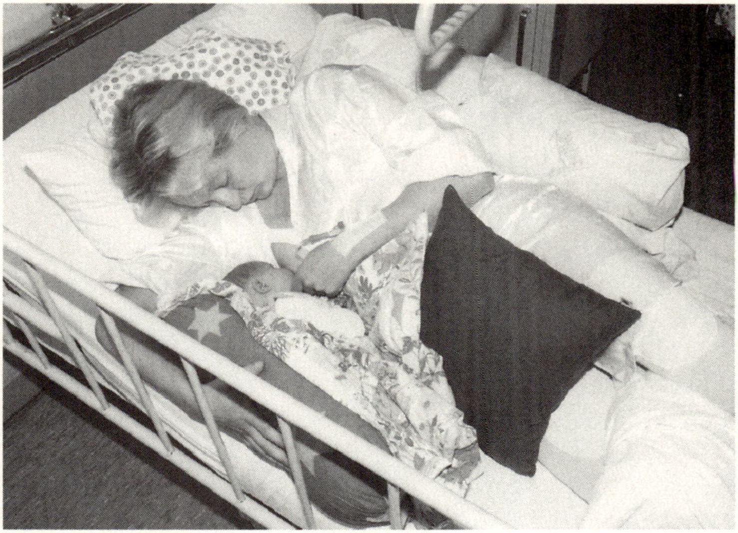

Beim Stillen in Seitenlage muß man es sich mit vielen Kissen bequem machen.

Auf der Seite liegend stillen

Hierbei liegt die Frau auf einer Seite, Kopf und Rücken sollten gut abgestützt sein. Ein Kissen vor dem Bauch schützt vor Tritten des Kindes auf die Narbe. Das Kind liegt Seite an Seite, also Bauch an Bauch, mit dem Gesicht zur Mutter, den Mund in Höhe der Brustwarzen. Wenn der Mund des Kindes sich durch Berührung weit geöffnet hat, kann der Kopf an die Brustwarze herangezogen werden. Der Po sollte ebenfalls dicht an den Bauch der Mutter gezogen werden. Der Rücken des Babys kann entweder mit der Hand oder mit einem Kissen abgestützt werden. Ein seitliches Gitter am Bett der Mutter erleichtert das Anlegen des Kindes in der Seitenlage.

Schwierig ist, das Kind von einer Seite auf die andere zu legen, wenn die Brust gewechselt werden soll. (Das Kind sollte ja möglichst jedesmal an beiden Seiten der Brust trinken.) Auf jeden Fall sollte sich

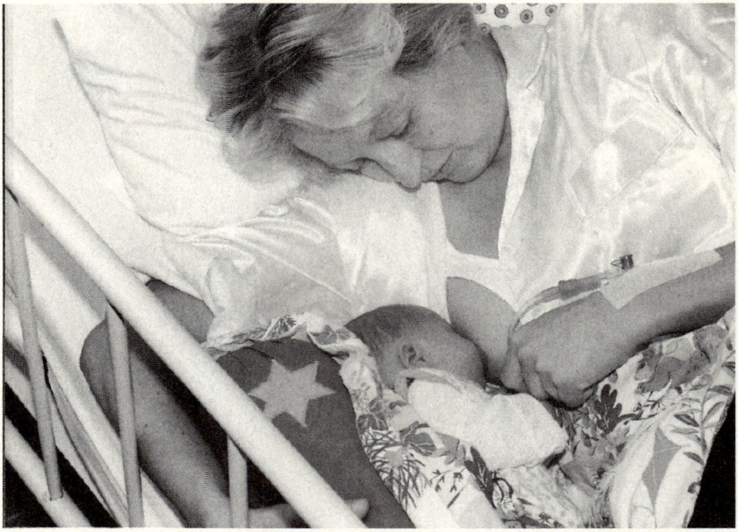

Ein seitliches Gitter ist zusätzlich hilfreich.

die Frau anfangs helfen lassen. Allein schaffen Sie es am besten folgendermaßen: Das Kind wird seitlich am Körper der Mutter liegend von ihrem Arm umfaßt, sie schiebt es langsam auf ihren Oberkörper und dreht sich dann mit dem Kind vorsichtig auf die andere Seite. So braucht sie sich weder aufzurichten noch das Kind hochzuheben.

Auf dem Rücken liegend stillen

Auf dem Rücken liegend, wird das Kind im sog. Rückengriff gehalten: Die Mutter muß gut im Nacken und unter dem Arm, mit dem sie das Baby hält, mit Kissen abgestützt sein. Der Körper des Kindes liegt seitlich neben dem Körper der Mutter. (Hüfte des Babys an Hüfte der Mutter). Die Beinchen des Kindes sind angewinkelt. Der Arm der Mutter stützt den Rücken, die Hand den Hals des Babys. Auf diese Weise kann sie die Bewegungen des Kindes kontrollieren, und wenn es den Mund weit genug geöffnet hat, an die Brustwarze drücken, so daß es soviel wie möglich von der Brustwarze mit er-

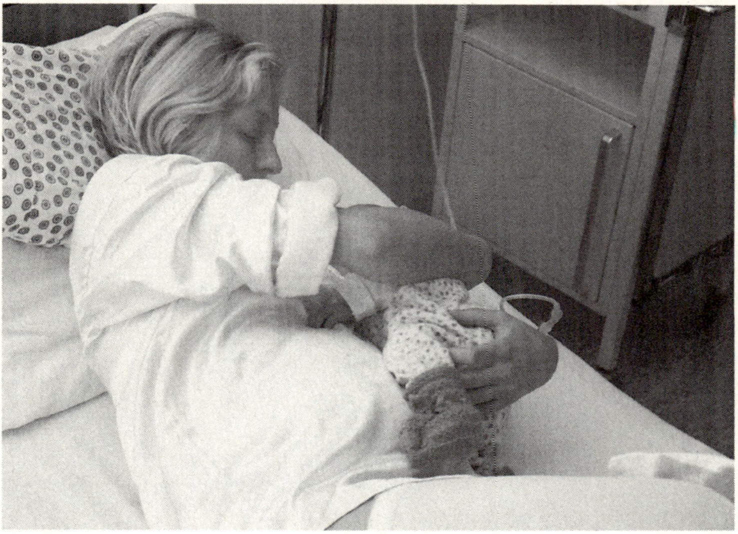

Drehung …

… und die andere Seite

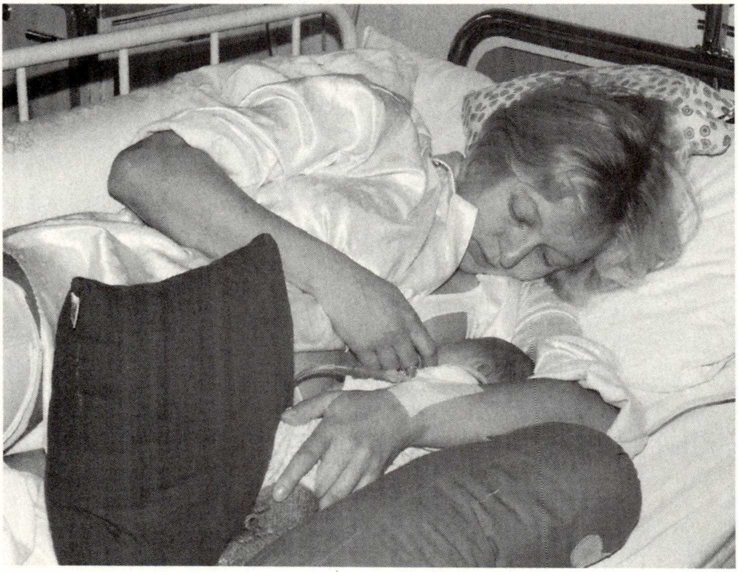

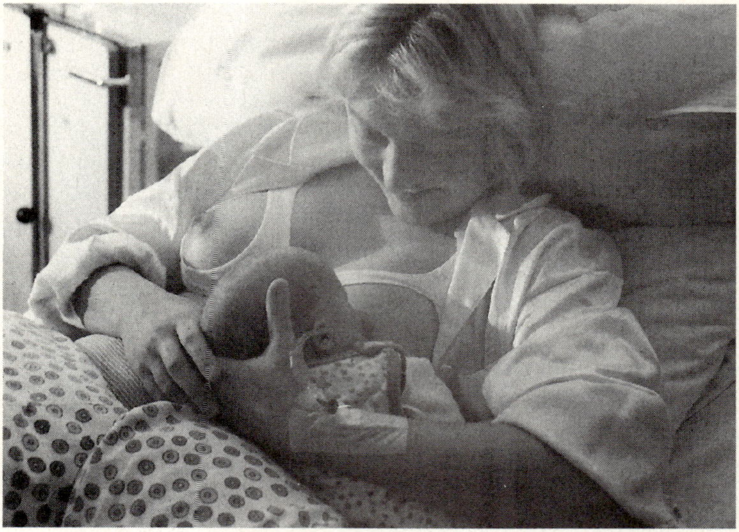

«Rückengriff» beim Stillen im Liegen

faßt. Außerdem sollte sie in der Rückenlage eine große Rolle unter ihren Kniegelenken haben, noch besser ist eine Stütze unten im Bett, um ihre Füße abzustützen. (Die Rolle kann beim Herumrollen auf die andere Seite stören, an einer Stütze kann man sich beim Drehen mit den Füßen abdrücken.) Auch in dieser Haltung ist ein Kissen auf dem Bauch zum Schutz der Narbe sinnvoll.

Wenn die Mutter aufrechter sitzen kann, sollte sie ihr Kind ebenso im «Rückengriff», mit dem Körper des Kindes seitlich, stillen. Ein Kissen zum Schutz der Narbe und zur Unterstützung des Armes ist wieder wichtig.

Stillt die Mutter im Sitzen und wendet nicht den seitlichen «Rückengriff» an, sondern den üblichen «Wiegengriff», dann sollte sie zu ihrer Bequemlichkeit und zum Schutz ihrer Narbe ein Kissen auf dem Bauch liegen haben. Außerdem hat so das Kind die richtige Höhe zum Anlegen.

Bei allen Haltungen sollten Sie darauf achten, daß Sie nicht die Brust

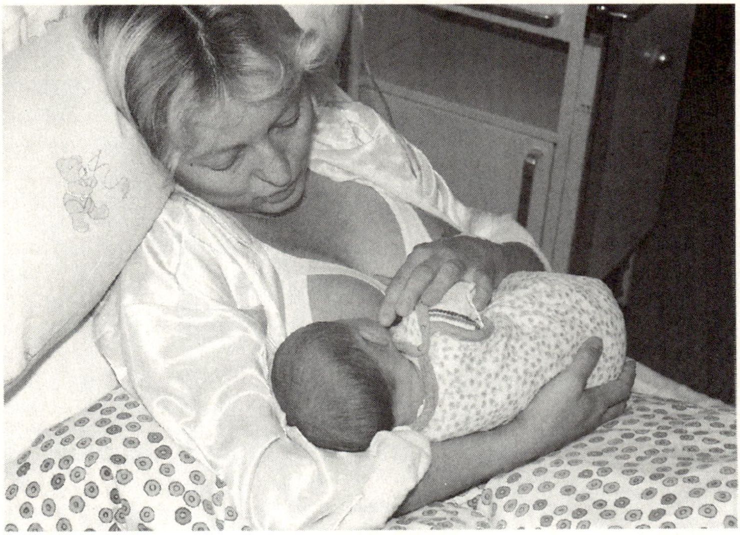

Der Arm ist mit Kissen abgestützt.

Weitere Kissen werden zum Abstützen der Beine gebraucht.

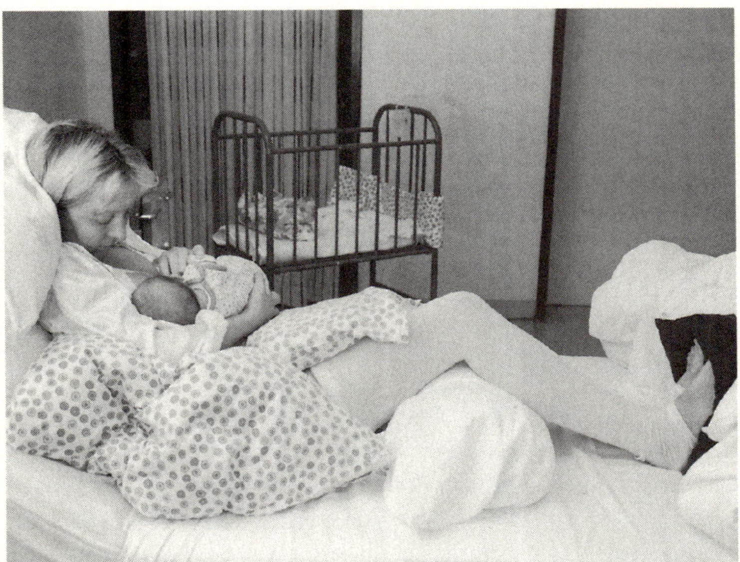

zum Mund des Kindes schieben, da Sie sonst eine sehr unbequeme Haltung einnehmen, sondern daß Sie immer das Kind zur Brust heranziehen. Wunden Brustwarzen kann man außerdem vorbeugen, indem man darauf achtet, daß möglichst viel vom Warzenhof im Mund des Kindes ist. Es kann sonst leicht geschehen, daß nur die Brustwarze vom Kind gelutscht oder gekaut wird. Dann ist sie sofort wund.

Es ist nicht immer notwendig, daß das Kind nach dem Stillen aufstößt. Es reicht, wenn das Kind auf dem Bauch liegt, dann macht es sein «Bäuerchen» auch, wenn es will.

Hilfen und Tips für das Aufsetzen und Aufstehen

In der Schwangerschaft erfahren Frauen, daß sie ein sicheres Gefühl für die Signale ihres Körpers entwickeln. Im Geburtsvorbereitungskurs wird das Erspüren der eigenen Körperwahrnehmung gestärkt. Die eigene Wahrnehmung ist auch nach einer Kaiserschnitt-Geburt die sicherste Hilfe zu spüren: Wie bewege ich mich am besten? Was kann ich schon und was noch nicht? Auf die eigenen Körpersignale zu achten ist vor allem wichtig, um sich nicht zuviel zuzumuten. Wenn es gelingt, dabei auch die erlernte Entspannung und den Atem einzusetzen, wird es viel leichter fallen, mit den anfänglichen Beschwerden zurechtzukommen.

Bei allen Bewegungen ist es hilfreich, die Hand über die Narbe zu legen. Das machen fast alle Frauen auch automatisch.

Aufsetzen im Bett

Für das Aufsetzen im Bett, z. B. zum Richten der Kopfkissen, gibt es oft einen Griff zum Festhalten oder ein Band (Gurt), das am Griff des Bettendes festgebunden ist. Zieht man sich allerdings gerade nach vorn an diesen Hilfen hoch, wird die gerade Bauchmuskulatur stark belastet. Jede Frau sollte daher für sich ausprobieren, ob sie nicht

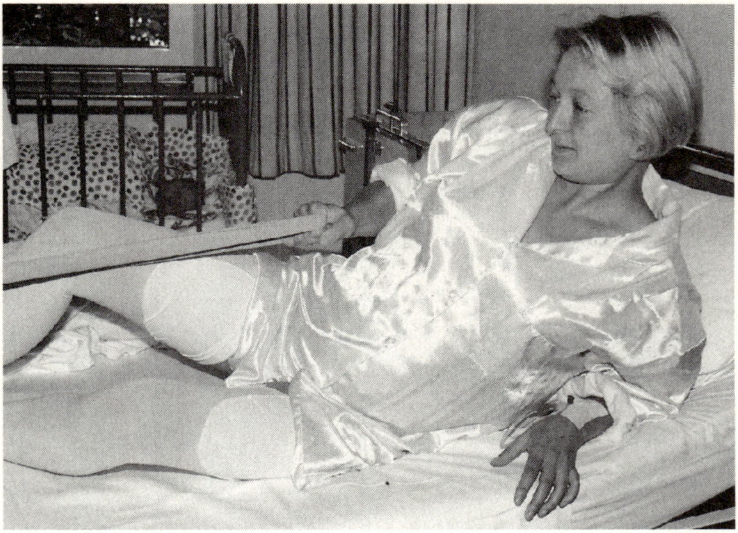

Langsam über die Seite zum Sitzen hochkommen

langsam über die Seite (wie in der Schwangerschaft) mit Abstützen der Arme zum Sitzen besser hochkommen kann. Auch dabei kann der Gurt eine Hilfe sein. Oben angekommen, kann man sich am Griff festhalten.

Schon bald nach der Operation sollten Sie aufstehen. Aus dem Bett herauszukommen erscheint erst einmal als Problem. Aber es geht: Nur sollten Sie sich Zeit und Ruhe nehmen und daran denken, bewußt und langsam zu atmen. Wenn sich das Krankenhausbett herunterstellen läßt, kann das eine große Hilfe sein. Falls nicht, ist ein Hocker vor dem Bett eine mögliche Hilfe, besonders bei nicht sehr großen Frauen.

Aufstehen aus dem Bett

Die Arme liegen am günstigsten dicht am Körper, und die Handflächen drücken in die Matratze, dabei den Po anheben und so nach und nach zur linken Bettseite rutschen. An der Bettkante angekom-

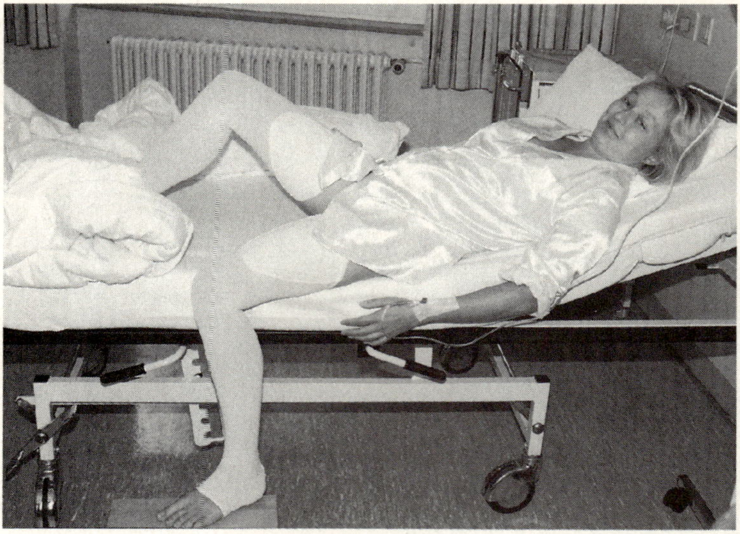

Ein Bein ist schon draußen – erst einmal ausruhen.

men, können Sie mit beiden Händen das linke Knie anheben und es auf den Hocker oder den Fußboden setzen, danach das rechte. So können Sie sich selbst aus dem Bett hinausgleiten lassen. Das Anheben der Beine wie bei einer Marionette ist wichtig, Sie sollten nicht versuchen, das Bein aus der Hüfte heraus anzuheben.

Auch wenn das Personal danebensteht und wartet, z. B. um Betten zu machen, sollten Sie sich Zeit nehmen und sich nicht angetrieben fühlen.

Hineinkommen in das Bett

Am besten geht es, wenn Sie sich gleich so ins Bett setzen, daß der Rücken schon möglichst gegen die Kissen gelehnt ist, und dann die Beine vorsichtig hochheben und sich langsam in das Bett gleiten lassen. In die Mitte des Bettes rutschen Sie am besten wieder mit dem Po, indem Sie beide Handflächen in die Matratze drücken.

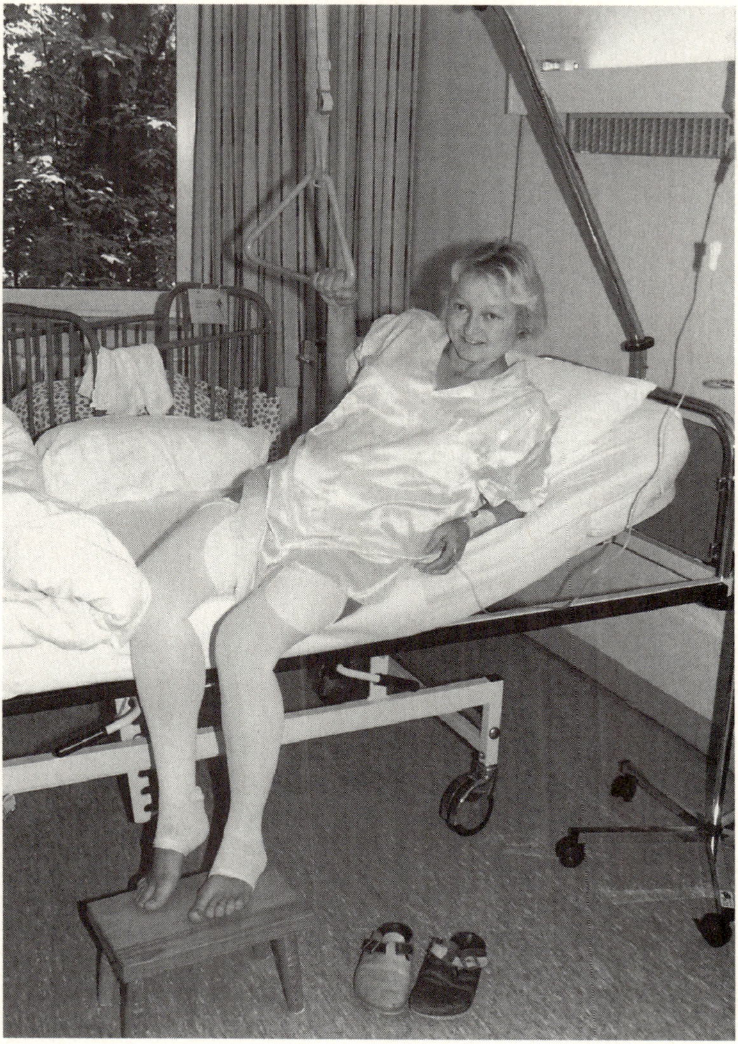

Ein Hocker vor dem Bett ist eine Hilfe.

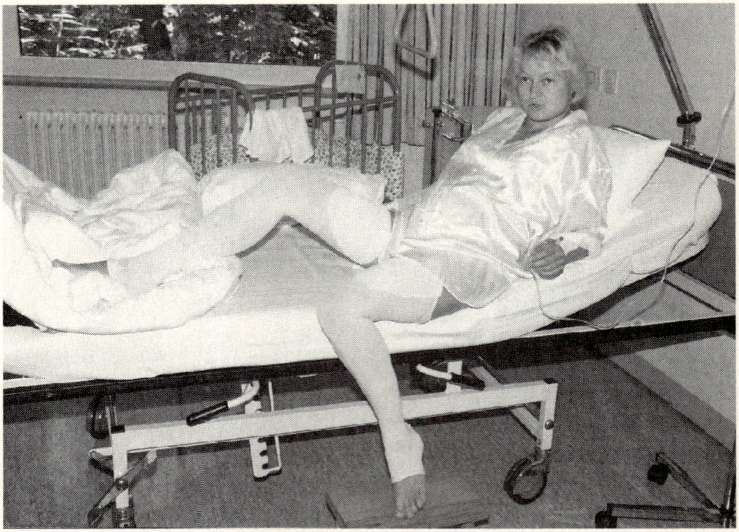

Nach zwei Tagen geht das Einsteigen schon leichter.

Gehen

Beim Stehen und Gehen ist darauf zu achten, sich möglichst gerade zu halten und den Bauch zu unterstützen. Das Atmen – wie bei der Wehenatmung – hilft bei der Bewegung und verhindert zusätzliche Anspannung.

Sitzen

Am besten sitzen Sie auf harten, geraden Stühlen mit einer Armlehne. Zum Hinsetzen ist es günstig, die Beine hintereinanderzustellen und die Knie zu beugen, um den Druck beim Setzen zu mildern. Auch das Aufstehen geht in dieser Position besser. Hat ein Stuhl keine Armlehnen, so setzt man sich am besten auf eine Pobacke und rutscht dann seitwärts auf den Stuhl.

Toilettenbenutzung

Beim Hinsetzen gilt das gleiche wie oben. Sie halten sich an den Haltegriffen fest, beugen Ihre Knie und können sich so «niederlassen» – dabei auszuatmen ist ebenfalls hilfreich.

Damit der Urin fließen kann, ist das bewußte Loslassen, Entspannen des Beckenbodens ganz wichtig. Um das zu erreichen, sollten Sie die Gesichts-, vor allem Mundmuskulatur lockerlassen. (Denn zwischen diesen Muskeln gibt es einen Zusammenhang.)

Auch die Darmentleerung gelingt leichter mit dem Entspannen und Loslossen dieses Bereiches und mit gezieltem Ausatmen (wie das für das Herausschieben des Kindes im Geburtsvorbereitungskurs geübt wurde). Auch das Tönen, das vom Geburtsvorbereitungskurs her bekannt ist, hilft. Einfach mit dem Ausatmen ein «a» zulassen.

In fast allen Krankenhäusern gibt es Bidets für Wöchnerinnen. Es ist sinnvoll, die Wassertemperatur zu überprüfen, *bevor* man sich niederläßt, denn so schnell kommt man ja nicht wieder hoch. Im Bidet kann man sich auch leicht die Füße waschen; das ist ja mit der frischen Narbe anfangs besonders schwierig.

Fast alles geht alleine, wenn man sich Zeit und Ruhe nimmt und die Bewegungen macht, die als am angenehmsten empfunden werden. Aber Hilfe durch die Schwestern oder den Partner sollte immer in Anspruch genommen werden, um sich nicht zu sehr zu belasten.

Auch die Krankengymnastinnen, die täglich kommen, wissen viele gute Ratschläge, um Bewegungen zu vereinfachen.

Es gibt auch Krankengymnastinnen (oder andere fürsorgliche Menschen), die Frauen nach einem Kaiserschnitt liebevoll umsorgen und ihnen helfen, sich mit ihrem Körper zu versöhnen. Eine Bauchmassage mit viel Öl tut z. B. sehr gut, auch wegen der anfänglichen Blähungen.

Ein anderer Tip einer erfahrenen Krankengymnastin: zweimal täglich flach auf den Bauch legen, dabei den Atem im Bauch- und Beckenraum spüren.

Komplikationen im Wochenbett

Im folgenden sind die Komplikationen angeführt, die im Wochenbett auftreten. Lassen Sie sich dadurch nicht ängstigen. Meist verläuft die Heilung ganz problemlos. Günstige Voraussetzungen dafür sind das Zusammensein mit dem Kind, eine gute Unterstützung beim Stillen und Ruhe.

Zu den Problemen, die auftreten *können*, zählen

- Anämie = Blutarmut
- Entzündungen der ableitenden Harnwege, z. B. Harnblase, mit Fieber
- Entzündungen der Gebärmutterhöhle = Endometritis und Fieber.
- Nachblutung mit Ausbildung eines Hämatoms (Bluterguß) im Operationsbereich.

Noch viel seltener sind:

- Entzündungen des Bauchfells und der Bauchhöhle = Peritonitis
- Darmträgheit (= Subileus) und Darmstillstand (= Ileus)
- Blutgerinnselbildung (= Thrombose) in einer Bein- oder Beckenvene mit der Gefahr der Loslösung und Verschleppung des Gerinnsels in die Lunge (= Lungenembolie)
- Gerinnungsstörung durch starke Blutverluste oder auch infolge einer Sepsis.

Selten steigern sich Entzündungen zu einer Sepsis (eine generalisierte Form der Entzündung), unter Umständen mit Schocksymptomatik.

- Wundheilungsstörung mit Eiterbildung in der Narbe. Manchmal hält die Narbe nicht und muß noch einmal genäht werden (Sekundärnaht).

Entzündliche Komplikationen und Nahtheilungstörungen sind bei Kaiserschnitten nach einem Blasensprung bzw. längerer Geburtsdauer (sekundäre Sectio) häufiger als bei geplanten primären Sectiones.

Grundsätzlich ist die Erkrankungsrate (= Morbidität) und die Sterblichkeit (= Mortalität) bei einem Kaiserschnitt höher als bei der vaginalen Geburt. Ein Kaiserschnitt gilt zwar heute als relativ sicherer Eingriff, doch sollte er auch aus diesen Gründen nur durchgeführt werden, wenn es wirklich notwendig ist. Wenn also Mutter und/ oder Kind ohne diese Operation gefährdet sind.

Auch beim Kind können Komplikationen auftreten. Im folgenden Kapitel wird auf die Situation eingegangen, daß das Kind in die Kinderklinik muß. Es gibt aber auch Behandlungen, die beim Kind erforderlich sind, für die es nicht extra in eine Kinderklinik muß. Dazu gehört vor allem die Fototherapie, die Kinder mit einer verstärkten Neugeborenen-Gelbsucht erhalten. Mit der Fototherapie wird erreicht, daß überschüssiges Bilirubin (Blutumbauprodukte) im Körper schneller abgebaut und ausgeschieden wird. Fast alle Wochenstationen haben heutzutage eigene Fototherapie-Lampen, unter die die Babys dann gelegt werden. Das hat einen enormen Vorteil: Das Baby kann auf der Wochenstation bleiben. Trotzdem liegt es in den meisten Krankenhäusern dann den Großteil des Tages im Bettchen im Säuglingszimmer unter der Lampe. Lediglich zum Stillen kann die Mutter es herausnehmen. Je nach Ausprägung der Gelbsucht kann das Baby auch nur stundenweise unter die Lampe. Wichtig ist, das Kind sollte ganz viel – möglichst nur Muttermilch – trinken. Der Flüssigkeitsbedarf während der Fototherapie liegt um 15 Milliliter pro Kilogramm pro Tag höher.

Wenn das Kind in die Kinderklinik kommt

Neugeborene, denen es bei der Geburt nicht gutgeht und die einer intensiveren Betreuung bedürfen, als sie im allgemeinen auf der Wochenstation stattfindet, werden auf die Neugeborenen-Intensivstation, die Neonatologische Abteilung, verlegt.

Das betrifft vor allem Frühgeborene, die sehr untergewichtig sind und sich dem extrauterinen Leben nicht so ohne weiteres anpassen können. Außerdem Kinder mit Anzeichen von Entzündungen, das sog. Amnioninfektionssyndrom. Auch verschiedene andere Erkrankungen und Behinderungen können der Grund sein, daß ein Kind sofort einer intensiven Behandlung und Betreuung bedarf. Veständlicherweise ist die Verlegungsrate in die Kinderklinik nach einem Kaiserschnitt wesentlich höher als nach vaginalen Geburten.

Daß es einem neugeborenen Baby nach der Kaiserschnitt-Geburt nicht gutgeht, kann verschiedene Hintergründe haben: Es ging ihm schon in der Gebärmutter schlecht und setzt sich jetzt fort. Die Auswirkungen des Kaiserschnitts selbst, vor allem der Narkosemittel, können einen negativen Einfluß haben, und viele Babys haben «Anpassungsschwierigkeiten», weil ihnen der Geburtsstress fehlt. Wie schon erwähnt (s. Seite 82), sind die Hormonausschüttungen während einer Geburt eine wichtige Voraussetzung, daß das Kind mit dem Stress der Geburt besser umgehen kann. Die Erfahrung zeigt, daß dieser Stress den Kindern hilft, sich den verändernden Umweltbedingungen anzupassen.

Wie alle Krankenhäuser sind auch die Neugeborenen-Intensivstationen sehr unterschiedlich. Einige haben die Bedeutung des Eltern-Kind-Kontaktes für die Gesundung und positive Entwicklung des Kindes erkannt. Diese Häuser fördern das Zusammensein von Kind und Eltern, und sie beziehen die Eltern aktiv in die Pflege und Betreuung des Kindes ein. Andere Krankenhäuser wiederum betreiben zwar eine exzessive Behandlung mit ihrer Intensivmedizin, nutzen aber nicht die Chancen, die durch die Einbeziehung der Eltern in die Pflege gegeben sind.

Manchmal ist schon vor der Geburt offensichtlich: Das Kind muß wahrscheinlich in die Kinderklinik. In diesem Fall kann man sich schon vorher erkundigen, welches Krankenhaus in Frage kommt. Da es in großen Städten meist mehrere neonatologische Abteilungen gibt, kann man sich informieren, welche Klinik geeignet ist. Ansprechpartner sind das Aktionskomitee Kind im Krankenhaus, Elterninitiativen von Frühgeborenen, Zentren «rund um die Geburt», Stillgruppen u. ä. (Anschriften s. Anhang).

Muß eine Frau damit rechnen, daß ihr Kind wesentlich zu früh kommt oder aufgrund einer Krankheit in die Kinderklinik muß, kann sie sich eventuell für ein Krankenhaus entscheiden, das im gleichen Haus eine gynäkologisch/geburtshilfliche und eine Neugeborenen-Intensivabteilung hat. In diesem Fall sind die Wege zum Kind kürzer, und die Mutter hat nach einem Kaiserschnitt vielleicht schneller die Möglichkeit, bei ihrem Kind zu sein. Ideal wäre es, wenn die Neonatologie neben der Wochenstation wäre. Das wird aber bei den Krankenhaus-Planungen nach wie vor selten berücksichtigt. Es kann aber auch sein, daß nicht die Möglichkeit besteht, im gleichen Haus wie das Kind zu sein – oder die Frau möchte nicht in diesem Haus gebären. Dann kann sie, sobald es ihr bessergeht und sie von Schläuchen und Tropfen befreit ist, ihr Kind besuchen, es stillen und möglichst viel Hautkontakt mit ihm haben. Bis dahin ist die Mutter auf Berichte ihres Partners oder anderer Personen und Fotos angewiesen. Der Informationsfluß von der Kinderklinik zur Mutter läuft meist hauptsächlich über den Mann. Mütter wollen immer wieder möglichst genaue Details über ihr Kind erfahren.

Damit das Kind die kostbare Muttermilch bekommt und die Milchproduktion in Gang gesetzt wird, ist kontinuierliches Abpumpen sinnvoll. Fast alle Kliniken haben Transportmöglichkeiten für die Muttermilch in die Kinderklinik. Falls nicht, muß der Vater die Milch frisch oder eingefroren mitnehmen. Da oft mehrere Frauen ihre Kinder in der Kinderklinik besuchen, organisieren manche Wochenstationen auch «Sammelfahrten».

Säuglinge müssen aber nicht nur direkt nach der Geburt, sondern manchmal auch erst nach einigen Tagen auf eine Neugeborenenstation verlegt werden. Krankheiten können sich entwickeln bzw. erst später erkannt werden. Auch das ist hart für das Kind und die Eltern. Ein kleiner Vorteil ist, daß es der Mutter schon bessergeht und sie daher bei ihrem Kind sein kann.

In der täglichen Arbeit mit Eltern erleben wir immer wieder, daß Eltern sich einerseits bitterlich über die Neugeborenenstation beschweren, sich andererseits aber nicht aufraffen, etwas zur Veränderung dieser Zustände zu tun. Allein ein Brief, in dem die Beschwerden der Verwaltung und der Chefärztin/dem Chefarzt mitgeteilt werden, würde – vor allem wenn viele Eltern schrieben – sicher Veränderungen bewirken. Das wäre wichtig für die Eltern und Kinder, die zukünftig betroffen sind. In vielen Städten gibt es außerdem Initiativen, die sich für die Interessen der Eltern und Kinder einsetzen, z. B. Aktionskomitee Kind im Krankenhaus (AKiK), Elterninitiativen für Frühgeborene, Stillgruppen u. ä. Würden sich Eltern mehr für die Belange ihrer Kinder und ihre eigenen aktiv einsetzen, hätten schon längst größere Veränderungen in den Kliniken stattgefunden. Das kann man in Großstädten mit mehreren Kinderkliniken sehen: Geht die Mehrheit der Eltern plötzlich nur noch in ein bestimmtes Krankenhaus, müssen durch den Konkurrenzdruck auch die anderen Abteilungen ihre Praktiken und Einstellungen ändern. Aber auch wenn ein Krankenhaus das «Monopol» in der Region hat, können die «Verbraucher», also die Eltern, gemeinsam viel erreichen. Das haben die Aktivitäten der Eltern im AKiK in vielen Städten bewiesen.

Sind Eltern gerade aktuell in der Situation, daß ihr Kind krank in der Kinderklinik liegt, ist es für viele schwierig, zusätzlich zu den körperlichen und seelischen Belastungen für ihre Rechte zu kämpfen. Aber man sollte diese unangenehmen, ja zum Teil untragbaren Erlebnisse nicht abhaken und verdrängen. Auch wenn es dem Kind gesundheitlich wieder gutgeht, das Ziel der Behandlung erreicht ist, mußte das nicht auf Kosten der Eltern-Kind-Beziehung geschehen. Es lohnt sich, auch später noch aktiv zu werden. Das liegt nicht nur im Interesse aller Kinder und Eltern, sondern auch der eigenen, z. B. um beim nächsten Kind optimalere Bedingungen zu haben.

Es ist sicher immer eine schwierige Gratwanderung, die Bedürfnisse des Kindes nach Nähe, Hautkontakt und den elterlichen Stimmen durchzusetzen, wenn den Eltern auf der anderen Seite signalisiert wird, daß sie der Behandlung ihres Kindes nur im Wege stehen. Da wir alle mehr oder weniger dazu neigen, die Verantwortung für unsere Gesundheit und die unserer Kinder an Fachkräfte abzugeben, trauen wir unseren Gefühlen kaum, die uns sagen, unser Kind braucht uns. Hinzu kommt, daß die Medizin-Technik gerade auf einer Neugeborenen-Intensivstation sehr einschüchternd ist. Oft bekommt man dann noch entgegengehalten: «Sie wollen doch sicher nur das Beste für Ihr Kind?» Natürlich wollen Eltern nur «das Beste» für ihr Kind! Aber das Beste ist nicht nur die intensivmedizinische Behandlung. «Das Beste» ist ebenso die emotionale Zuwendung. Felle und Schaukelmatratzen im Inkubator (Wärmebettchen), auditive Stimulierung (Anregung durch Vorspielen von Herztönen, Musik oder Stimmen) und anderes sind wichtige Fortschritte in diese Richtung. Sie sind aber nur ein bedingter Ersatz für «das Beste»: die Eltern.

Ein großer Fortschritt wäre, wenn auf allen Neugeborenen-Stationen die «Känguruh-Methode» eingeführt und möglich wäre. Bei der «Känguruh-Methode» tragen die Eltern oder ersatzweise auch das Pflegepersonal das frühgeborene Kind direkt auf der Haut an der Brust. Das ist auch möglich, wenn das Kind an Schläuche und Monitore angeschlossen ist. Kinder, die diese Möglichkeit haben, Körperwärme und Hautkontakt zu spüren, Herzschlag und Stimme zu hören, entwickeln sich wesentlich schneller.

Manchmal haben Eltern auch den Eindruck, daß zuviel «des Besten» getan wird. Ihr Kind, das sie schon als gesund und fit erleben, wird immer noch mit verschiedenen Untersuchungen geplagt. Einige Eltern, die eine gute Beratung und kinderärztliche Betreuung haben, nehmen ihr Kind in diesem Fall dann schon mit nach Hause.

In der akuten Situation sollten sich Eltern immer wieder vergegenwärtigen, daß es ihr Kind ist. Es ist nicht das Kind des Klinikpersonals, auch wenn diese sich aufopfernd und mit allem Fachwissen um die Gesundheit des Kindes bemühen: Die Eltern können sie nicht ersetzen. Engagierte Ärztinnen und Ärzte und Pflegepersonal haben bewiesen, daß sich die intensiv-medizinische Behandlung und das Bedürfnis nach Zusammensein von Kind und Eltern nicht ausschließen müssen. Daß sich die Eltern-Kind-Beziehung auch in die Intensivbehandlung integrieren läßt – und daß es den kranken Kindern damit bessergeht.

Kapitel 7

Die ersten Wochen danach

Die Wochenbettzeit bedeutet in den meisten Kulturen (früher auch bei uns), daß Mutter und Kind in Ruhe gelassen werden, daß sie versorgt werden, aber meist nur bestimmte Leute zu ihnen können. Das dient zum einen der Erholung der Mutter, ist aber zum anderen besonders förderlich für das Kennenlernen der beiden und somit für die Mutter-Kind-Bindung. In unserer Gesellschaft gibt es keine geregelte Schonzeit und vor allem kaum Unterstützungsstrukturen für die junge Familie. Das ist sicherlich der Grund, warum diese Zeit als schwierig und nicht als wunderschöne Bereicherung des Lebens erlebt wird. So muß jedes Paar für sich und sein Kind sorgen und sich die Fragen stellen: Worauf muß ich noch achten, wie kann ich mir helfen lassen?

Sicherheit und Unterstützung für die Eltern

Zu Hause angekommen, beginnt nach dem Klinikaufenthalt nun noch einmal eine Eingewöhnungszeit. Die Zeit, in der die Eltern wirklich mit ihrem Kind auf sich gestellt sind. Es ist keine Krankenschwester, Ärztin oder Arzt ständig in der Nähe.

Es ist zwar sehr schön, das Kind nun «rund um die Uhr» ganz in Ruhe genießen zu können – und hoffentlich ohne ständige Störungen durch Besucher. Doch manchmal hätte man vielleicht doch gern noch jemanden, um nachzufragen, sich zu vergewissern. Alle Eltern müssen im Umgang mit ihrem Neugeborenen erst Sicherheit gewinnen. Das gehört besonders beim ersten Kind dazu. Die Sicherheit im Umgang mit dem eigenen Kind gewinnt man, indem man das Kind beobachtet, seine Äußerungen wahrnimmt und dadurch seine Bedürfnisse kennenlernt. Es liegt auf der Hand, daß dieser Prozeß ungestört am besten abläuft.

Das bedeutet vor allem, daß man sich nicht mit unnötigen Arbeiten belastet und daß man die Anzahl der Besucher total reduziert.

Schon vor einer Geburt – das gilt für jede Geburtsart – sollte man mit Verwandten und Freunden absprechen, daß diese erste Zeit einem selbst und dem Kind gehört. Beim Klinikaufenthalt wurde schon einmal ausführlich darauf eingegangen, aber es gilt ebenso für die erste Zeit zu Hause: Wenn Besucher kommen, sollte die Dauer des Besuchs eingegrenzt werden. Auch sollten die Besucher sich selbst versorgen und nicht noch von den Eltern erwarten, daß diese sich um Kaffee und Kuchen kümmern. Das ist am besten vorher am Telefon schon zu klären. Statt immer nur Strampler, Spieluhren oder andere Geschenke mitzubringen, sind sinnvollere Mitbringsel: vorgekochte Mahlzeiten, Salate, Kuchen, ein Gutschein für einmal Saubermachen, die Wäsche zu legen oder ähnliches. Hierfür sind junge Eltern, die für diese «Banalitäten» des Lebens nun wirklich keine Zeit haben, oft viel dankbarer.

Da nicht alle Menschen ein Gespür dafür haben, daß sich die Eltern jetzt mit etwas ganz Wichtigem, nämlich ihrem Baby, beschäftigen und Besuch zweitrangig ist, sollte man sehr konsequent sein und die «Besichtigungszeiten» stark eingrenzen. Viele Eltern nehmen diesen Rat, den alle geben, die selbst schon diese Erfahrung gemacht haben, nicht so ernst. Schließlich wollen sie ihr Baby zeigen, von der Geburt berichten. Wenn man sich und das Kind aber mit viel Aktivitäten und vielen Menschen überfordert, wird irgendwann der Zeitpunkt kommen, an dem der Körper oder die Nerven nicht mehr mitmachen. So entstehen z. B. Stillprobleme, und im schlimmsten Fall beenden Mütter aufgrund der Belastungen das Stillen. Beginnende Brustentzündungen und Stauungen sind fast immer Zeichen von Streß und besonderer Belastung.

Falls die Möglichkeit besteht, sollte die Betreuung durch eine Hebamme, die Nachsorge durchführt, genutzt werden. Es gibt zum einen immer noch viele Fragen, zum anderen schaut sie nach, ob die Heilungsprozesse und die Rückbildung gut ablaufen, wie es dem Kind geht, und Sie berät bei auftretenden Stillschwierigkeiten.

Anspruch auf Hebammennachsorge hat jede Frau nach der Geburt zehn Tage lang sowie in besonderen Fällen noch achtmal in acht Wochen.

Auch später ist der Besuch der Hebamme noch abrechenbar, wenn er auf Rezept der Ärztin/des Arztes erfolgt.

Die Wundheilung ist bei allen Menschen sehr unterschiedlich. Bei einigen geht es sehr schnell und unproblematisch, andere müssen sich länger mit Beschwerden herumplagen. Jede Frau spürt für sich selbst am besten, welche Bewegungen und Lagen ihr noch sehr unangenehm sind – und vermeidet sie entsprechend.

Zum Wohlbefinden trägt auch bei, lockere Kleidung zu tragen, die nirgends einengt, in der man sich aber wohl fühlt. Auch eine längere Autofahrt u. ä. Anstrengungen können in den ersten Wochen sehr belastend sein. Versuchen Sie nicht, die Tapfere zu spielen, muten Sie Ihrer Umgebung ruhig zu, Rücksicht zu nehmen. Da müssen der Partner und andere liebe Mitmenschen schon einmal die Arbeit im Haushalt verstärkt übernehmen. Vieles kann auch liegenbleiben. Wichtiger als Bügeln o. ä. ist die eigene Gesundung und das Zusammensein mit dem Kind.

Wenn nicht vor der Geburt vorgesorgt werden konnte, durch Vorkochen, Einfrieren, Vorräte einkaufen, dann muß man es sich jetzt so einfach wie möglich machen. Der Partner kann z. B., wenn er von der Arbeit kommt (irgendwann ist der Urlaub ja leider zu Ende für den Vater) frische Salate, Pizza o. ä. mitbringen. Dem Druck, um eine bestimmte Zeit Mahlzeiten vorbereitet haben zu müssen, sollte man sich nicht aussetzen.

Um Besuch möglichst streßfrei zu empfangen, ist es günstig, wenn ein Zimmer immer aufgeräumt ist. Außerdem tut es gut, zum Entspannen wenigstens einen Raum zu haben, in dem nicht so ein Durcheinander ist wie in der übrigen Wohnung.

Ideal wäre es, einen Menschen zu haben, der die alltäglichen Haushaltsdinge erledigt und die jungen Eltern etwas verwöhnt. Auch wenn der Partner zunächst Urlaub hat, ist eine weitere Hilfe für die täglichen Koch-, Einkaufs- und Putzarbeiten wirklich sinnvoll. Beide Eltern sind mit der Pflege und dem Kennenlernen ihres Kindes eigentlich schon voll ausgelastet. Am hilfreichsten ist jemand, der ganz unauffällig im Hintergrund all diese Arbeiten erledigt. Wenn man sich schon in der Schwangerschaft um solch eine Unterstützung bemüht hat, können die Eltern die ersten Tage mit ihrem Kind dann wirklich genießen. (Vor nicht allzu langer Zeit gab es dafür die Wochenbettpflegerin.)

Großmütter, die das oft gerne übernehmen, werden von vielen jungen Paaren heute lieber ferngehalten. Die frischgebackenen Eltern befürchten Einmischung und ungebetene Ratschläge. Großeltern können aber eine große Hilfe für eine Familie mit Kindern sein. Vielleicht gelingt es, gleich am Anfang darüber zu sprechen, daß man Ratschläge zwar manchmal braucht, daß man einige Dinge aber doch selbst und anders regeln möchte, als unsere Eltern das taten. Im Grunde sucht sich ja jeder aus den vielen Ratschlägen, die junge Eltern erhalten, das heraus, was in das «eigene Konzept» paßt. Darum kann man sich auch mal Tips anhören – und es dann doch anders machen. (Abgesehen davon, gibt es auch brauchbare Ratschläge.)

Gerade beim Stillen ist die Unterstützung des Umfeldes besonders wichtig. Großeltern und andere neigen leider eher dazu, eine junge Mutter zu verunsichern mit Bemerkungen wie: «Bekommt das Baby auch genug?», «Reicht die Milch?» oder gar: «Die Milch sieht ja so dünn und wäßrig aus.» Vielleicht sollten wir immer im Hinterkopf haben, daß unsere Mütter sehr wenig und sehr kurz gestillt haben. Das war damals die Zeit, in der Frauen von der Werbung, vom Gesundheitspersonal, durch die gesamte Stimmung in der Gesellschaft vom Stillen abgehalten wurden. Diese gesellschaftlichen Bedingungen können wir unseren Müttern nicht vorwerfen. Aber als Still-Beraterinnen sind sie in der Regel ungeeignet. Zur Still-Unterstützung sind Freundinnen und Bekannte wichtig, die positive Stillerfahrungen gemacht haben – und weitergeben.

Auch Frauen, die sich in der Klinik schon fit fühlten, merken zu Hause, daß sie doch noch nicht so belastbar sind. Sie sollten sich Ruhe gönnen, solch eine Operation nimmt den Körper mit, und hinzu kommt das emotionale Erleben einer Geburt. Das alles braucht Zeit – und wenn man sich die nimmt, wird es jeden Tag ein bißchen bessergehen. Es dauert sicher ungefähr einen Monat, bis eine Frau sich nach einem Kaiserschnitt wieder *richtig* erholt hat. Auf jeden Fall braucht Sie mehr Zeit als nach einer vaginalen Geburt. Und auch das Kind hat vielleicht eher Anpassungsprobleme, wenn es ihm nicht so gutgegangen ist, es z. B. in der Kinderklinik war.

Sich Zeit zu nehmen für sich selbst und das Kind bedeutet natürlich nicht, nur gemeinsam im Bett zu liegen. Spaziergänge an frischer Luft steigern das Wohlbefinden, und die Bewegung ist außerdem günstig für die Rückbildung.

Spazierengehen mit dem Kind ist vielleicht in den Abendstunden, wenn das Kind oft sehr unruhig und unzufrieden ist, die einfachste Lösung, Mutter, Vater und Kind zufriedenzustellen. Das Baby beruhigt sich in der Regel durch die schaukelnden Bewegungen des Getragen-Werdens oder des Kinderwagens. Die Eltern können entspannt die Zeit der Ruhe für Gespräche (oder auch mal gemeinsames Schweigen) nutzen. Variationen je nach augenblicklichem Bedarf sind: Nur der Vater und das Kind gehen spazieren – die Mutter hat endlich Zeit für sich. Oder man hat jemanden, der mal ein, zwei Stunden mit dem Baby spazierenfährt. So kann man die Zeit dann endlich einmal gemeinsam verbringen – ohne gestört zu werden. Diese Freiräume sollte man sich bewußt ab und zu schaffen. Denn es liegt auf der Hand, daß eine Frau, die den ganzen Tag mit ihrem vielleicht sehr quengeligen Baby zusammen ist, irgendwann eine «Rückzugsmöglichkeit» braucht. Sonst wird sie wahrscheinlich sehr schnell ärgerlich und wütend auf ihr Kind.

Es kommt immer darauf an, Wege für sich zu finden, die möglichst wenig Aufwand erfordern. Das können auch ganz unkonventionelle Maßnahmen sein, wie um 21.00 Uhr abends mit dem Baby spazierenzugehen. Ein anderer hilfreicher Tip ist, das Baby z. B. in seinen Unruhephasen im Tragetuch oder -sack auf den Rücken zu binden und Haushalts- oder Gartenarbeit zu erledigen. Die Bewegung, ja selbst laute Geräusche des Staubsaugers, beruhigen die meisten Babys – und zusätzlich hat man (vielleicht unliebsame) Arbeiten erledigt.

Letztendlich spielt auch eine Rolle, mit welcher Einstellung jeder Mensch an die neue «Arbeit» herangeht. Ist es wirklich nur Streß, wenn das Kind – wie es so nett heißt – «ständig an der Brust hängt»? Oder kann ich diese Zeit auch zum Ausruhen für mich nutzen? Das enge Zusammensein mit dem Kind genießen? Diese Zeiten können auch der Entspannung dienen, man kann singen, sich mit dem Kind unterhalten oder seinen Gedanken nachhängen. Und das ist schließlich genauso wichtig, wie die Küche aufzuräumen oder anderes.

Ein Kind zu haben heißt sein bisheriges Leben umzukrempeln. Da gilt es, kreativ und flexibel zu sein.

Es kann nicht genug betont werden: Die Eltern sollten sich und das Kind nicht überfordern. Es wäre zu schade, diese Anfangszeit mit all ihren Veränderungen nicht intensiv zu erleben und zu genießen.

Unterstützung für mein Kind

Für ein neugeborenes Kind zu sorgen ist auf jeden Fall sehr aufregend – und aufreibend. Diese erste Zeit mit dem Kind ist wunderschön, mit ständig neuen Erlebnissen und Erfahrungen. Sie ist aber auch sehr anstregend. Zusammenleben und Zusammenwachsen mit dem Kind: Das ist eine unwiederbringliche Zeit, die leider sehr, sehr schnell vorbeigeht. Wenn man sich das immer wieder vergegenwärtigt, fällt es sicher leichter, «Unwichtiges» liegenzulassen und sich «Wichtigem», dem Kind, zu widmen. Es sollte das Bestreben der Eltern und ihrer Umgebung sein, die Zeit mit dem Kind zu genießen – trotz ständiger Verfügbarkeit, wenig Schlaf und...

Kinder sind sehr unterschiedlich: Einige wenige sind «pflegeleicht» und mit Stillen, Schlafen und Gewickeltwerden zufrieden. Die meisten aber verlangen nach Nähe, Körperkontakt, Stimmen, kurz: Zuwendung. Und das zu allen Tages- und Nachtzeiten. So ist es auch bei Kaiserschnitt-Kindern sehr unterschiedlich. Manche brauchen besonders viel Zuwendung, weil sie während oder nach der Geburt vielleicht unangenehme Erfahrungen gemacht haben. Weil die Geburt durch Kaiserschnitt sehr schnell ging, hatte das Kind gar keine Zeit, sich auf Veränderungen einzustellen: Plötzlich war es auf der Welt. Es kann auch sein, daß das Kind vorübergehend in der Kinderklinik war oder längere Zeiten wegen einer stärkeren Gelbsucht unter der Fototherapielampe liegen mußte. Zeiten also, in denen es die Nähe und den Kontakt der Eltern missen mußte. Es ist verständlich, daß ein Kind nach solch einer Zeit, in der seine wichtigsten Bedürfnisse nur zum Teil befriedigt wurden, einen großen Nachholbedarf hat. Es muß das Vertrauen darin gewinnen, daß es Zuwendung erhält und sein Grundbedürfnis nach Nähe und Hautkontakt erfüllt wird. Dessen muß es sich vielleicht sehr oft versichern.

Alle Eltern machen die Erfahrung, daß ganz bestimmte Handlungen ihrem Kind besonders angenehm sind. Dazu gehören vor allem

- gestillt werden,
- getragen werden,
- geschaukelt werden
- Stimmen, Gesang hören.

Ein Baby ist meist mit diesen Zuwendungen zu beruhigen, denn das kennt es bereits aus seiner Zeit in der Gebärmutter. Dort hatte es immer Berührung und Kontakt, dort waren immer Geräusche (vor allem die Darmgeräusche und die der Blutgefäße der Mutter), von daher kennt es die Stimmen von Mutter und Vater, und dort wurde es fast immer geschaukelt, durch den Gang und die Bewegungen der Mutter.

Was liegt also näher, als sich mit diesen altbekannten Erfahrungen, diesen positiven Erinnerungen beruhigen zu lassen? Diese erste Erlebniswelt des Kindes im Bauch der Mutter sollten wir uns immer vergegenwärtigen, um die Bedürfnisse eines Neugeborenen zu ver-

stehen, zu akzeptieren und nicht nur als Belastung zu empfinden.
Ein Neugeborenes, das diese kontinuierliche Zuwendung in der Klinik entbehren mußte, sollte sie jetzt ganz besonders erfahren. Denn Erinnerungen an negative Erlebnisse lassen sich auch immer wieder ausgleichen.
Es leuchtet unmittelbar ein, daß Frühgeborene dieser Zuwendung ganz besonders bedürfen. Ihnen fehlt ja die letzte Zeit im Bauch der Mutter, wo alle Bedürfnisse *automatisch* gestillt wurden.
Das bedeutet nicht, daß eine Mutter nach Kaiserschnitt ihr Kind ständig umhertragen muß. Vielmehr wird sie wahrscheinlich ganz viel im Bett liegen und dort mit ihrem Kind kuscheln wollen. Oder es im Schaukelstuhl oder auf einem großem Gymnastikball wippend zu sich nehmen.
Es geht um beide, bzw. alle drei (wenn Geschwister da sind, natürlich noch mehr) Beteiligten: Alle sollten möglichst gut mit der neuen Situation zurechtkommen und sich wohl fühlen. Deshalb kann es jede Frau ohne schlechtes Gewissen genießen, den Tag mit ihrem Baby im Bett oder anders zu verbringen. Das nahe Beieinandersein zu genießen und sich, wenn es irgendwie geht, von anderen verwöhnen zu lassen. Dann fällt es auch entsprechend leicht, sein Baby zu verwöhnen. Wobei hier mit «verwöhnen» eigentlich nur gemeint ist, auf die grundlegenden Bedürfnisse des Kindes einzugehen. Denn verwöhnen kann man ein Baby in diesem Alter gar nicht. Unseren Großeltern wurde früher eingeredet, daß Kinder nicht verwöhnt werden dürfen. Wir wissen heute, daß dieses «Verwöhnen» Grundlage für die gute Entwicklung des Babys ist. Nur so kann es Vertrauen in seine Umgebung, aber auch Selbstvertrauen entwickeln, und nur so schaffen wir die Voraussetzung, daß es unabhängig und zufrieden wird. Zumindest im ersten halben Jahr *muß* man dem Kind keine Frustrationen um der Erziehung willen zumuten. Jedenfalls sollte man das nicht bewußt tun, denn ganz fernhalten kann man Frustrationen nicht – schon in der Schwangerschaft nicht.

Ein Baby nach einem Kaiserschnitt kann sich – wie gesagt – sehr unterschiedlich verhalten. Das liegt an den Erfahrungen, die es schon intrauterin erlebt hat und die es geprägt haben, sicher auch am Charakter, also «Ererbtem», aber auch an der Art des Geburtserlebens.

Die Gefühle, die ein Kind bei einer vaginalen Geburt erlebt, können wir nur erahnen. Wir wissen aber, daß der Druck, der durch die Wehen, also das Zusammenziehen der Gebärmutter, und dann durch die Enge des Geburtskanals stattfindet, eine wichtige Stimulation für das Leben außerhalb der Gebärmutter darstellt. Der Druck und die massive Hautstimulation – so weiß man heute – sind Anreize für verschiedenste Körperfunktionen. So werden die Atmung, der Kreislauf, die Verdauung und die Ausscheidung durch diese Reize unterstützt. Außerdem wird während der Geburt, der Austreibung, das Fruchtwasser aus den Lungen gedrückt. Da ein durch Kaiserschnitt geborenes Kind diese Reize nicht oder nur in geringem Maße erfährt, geht es diesen Kindern oft etwas schlechter. Sie brauchen länger, sich an das extrauterine Leben anzupassen.

Ein Baby hat bei einer Spontangeburt einen ganz aktiven Anteil. So könnte es sein, daß die Gefühle der Einengung, des Drucks, der Angst durch das «Mitmachen» des Kindes gemildert werden. Es kann sein, daß dieser aktive Part und die zur Geburt gehörenden Gefühle einem Kind nach einer Kaiserschnitt-Geburt fehlen. Durch Forschungen und Erfahrungen in der pränatalen Psychologie weiß man heute bereits einiges über die Geburtserfahrungen. Mit verschiedenen Therapiemethoden können Menschen ihre Geburtserfahrungen und die damaligen Gefühle «hervorrufen». Das hilft uns, annäherungsweise zu verstehen, wie es einem Kind während der Geburt gehen kann. Das hilft uns aber vor allem, Kindern, die diese Erfahrungen missen mußten, einen Ersatz anzubieten, so daß sie diese Anregungen nacherleben. So ist es für ein Baby nach einem Kaiserschnitt wichtig, berührt, festgehalten und massiert zu werden.

Da Kaiserschnitte nach sehr unterschiedlichen Geburtsverläufen durchgeführt werden, kann man nicht allgemein sagen, was einem Kind eventuell für Erfahrungen versagt geblieben sind. War ein Kaiserschnitt nach einer schon länger andauernden Geburt notwendig, hat ein Kind sicherlich ausgiebig Druckerfahrung durch Wehen (und es ist wahrscheinlich für das Kind eine Erlösung gewesen, durch Kaiserschnitt zur Welt zu kommen). Bei einem geplanten Kaiserschnitt besteht ein Unterschied darin, ob man Wehen abgewartet hat oder den Eingriff terminiert hat, ohne den Geburtsbeginn mit Wehentätigkeit abzuwarten.

Jeder kann sich leicht vorstellen, wie kraß das Zur-Welt-Kommen durch einen Kaiserschnitt empfunden werden kann. Es ist zwar unwahrscheinlich, daß das Baby ganz unvorbereitet, friedlich schlafend, wie manche sagen, plötzlich ans Licht geholt wird. Die Mutter ist sicherlich vor der Operation aufgeregt, und das Baby bekommt sowohl ihre Aufregung als auch das geschäftigte Treiben der Umgebung mit. Wir können also kaum davon ausgehen, daß der Umbruch von einer ruhigen, friedlichen Situation zum abruptem Geborenwerden erfolgt. Trotzdem, die Geborgenheit, das Vertraute im Mutterleib erfährt eine schnelle, überraschende Veränderung: Es wird plötzlich sehr hell, sehr kalt, fremde Stimmen und fremde, sicher auch unangenehme Berührungen verunsichern und beunruhigen das neugeborene Baby. Nach einer vaginalen Geburt ist das ähnlich, darum hat man an vielen Krankenhäusern das Verhalten gegenüber dem Kind direkt nach der Geburt sehr verändert. Es wird an vielen Orten versucht, die Geburt bzw. den Neubeginn für das Baby «sanfter» zu gestalten. In den Operationssaal sind diese Gedanken leider noch kaum eingezogen. Wenn die Eltern die Möglichkeit haben, das Kind gleich nach der Geburt zu sehen, es anzusprechen, zu berühren und zu halten, dann können sie den Start ins Leben für das Baby angenehmer gestalten. Aber auch wenn die Situation nicht so günstig war, z. B. wenn das Kind schnelle ärztliche Hilfe als erstes und wichtigstes braucht, können Eltern ihrem Kind durch ihre Zuwendung dieses Geborgenheitsgefühl «nachträglich» vermitteln.

Lange Zeit wurde publiziert, daß das «bonding» (die Mutter-Vater-Kind-Bindung) in den ersten Lebensminuten wichtig und nicht nachholbar sei. Ganz so eingeengt kann das aber nicht gesehen werden. Durch positive Erfahrungen, die das Kind später macht, kann das Versäumte immer wieder ausgeglichen werden.

Auch körperlich haben durch Kaiserschnitt geborene Kinder laut Statistik häufiger Probleme bzw. treten bestimmte Erkrankungen häufiger auf. Da aber selten zu klären ist, ob das schon in der Schwangerschaft begründet ist oder durch den Geburtsverlauf vor dem Kaiserschnitt, kann schwer gesagt werden, ob Schwierigkeiten durch die Operation bedingt auftreten.

Schwierigkeiten mit den Atmungsorganen sind wahrscheinlich auf den fehlenden Druck im Geburtskanal zurückzuführen, aber auch in den Narkosemitteln zu sehen. Ein ganz bedeutender, bisher wenig untersuchter Faktor liegt in der unterschiedlichen Hormonlage vaginal und durch Kaiserschnitt geborener Kinder. Die ungestörte Hormonausschüttung durch die Mutter bei der Geburt ist sehr wichtig für die Mitarbeit des Kindes bei der Geburt und für die Anpassung an die veränderten Umstände außerhalb des Mutterleibes. Diese Hormone werden im Geburtsverlauf produziert und in den Blutkreislauf gebracht, sie gewährleisten den günstigen Verlauf der Geburt und die optimale Anpassung des Kindes. Dieser Prozeß der Hormonbildung und -ausschüttung ist aber sehr störanfällig. Wenn eine Geburt «gestört» wird, z. B. durch eine angstmachende Umgebung, kann sie ins Stocken geraten. Letztendlich oft ein Grund für einen Kaiserschnitt.

Bei einem Kaiserschnitt (ohne vorherige Wehen) werden diese Hormone gar nicht ausgeschüttet, so daß die Kinder weniger Streß aushalten können. Auch das ist ein Grund, warum es vielen Kindern nach einem Kaiserschnitt nicht so gutgeht.

Viel wird geschrieben darüber, welche Probleme Kaiserschnitt-Kinder später haben können, z. B. vermehrte Kopf- und Nackenschmerzen. Erklärt wird dies dann damit, daß die Kinder am Kopf herausgezogen werden und die Halswirbel kurzfristig sehr belastet sind. Da aber heutzutage ein großer Teil der Kinder wegen Beckenendlage durch Kaiserschnitt geboren werden, kann das für diese ja am Po herausgezogenen Babys nicht zutreffen. Solche Untersuchungen sind daher immer mit Vorsicht zu betrachten – und vor allem nicht zu verallgemeinern.

Als Resümee dieser Ausführungen läßt sich sagen: Ein Kind nach einer Kaiserschnitt-Geburt sollte – wie im Grunde jedes andere auch – viel Zuwendung durch Hautkontakt, Gestilltwerden, Getragen- und Geschaukeltwerden, durch Massieren, Sprechen und Singen erhalten. Die Aufzählung ist keine Rangfolge – es ist alles gleich wichtig, bzw. die Vorlieben des Babys und der Eltern setzen die Maßstäbe.

Übrigens: Sie haben vielleicht auch schon dann und wann mit dem Ungeborenen im Mutterleib geredet. Setzen Sie dieses «Gespräch» auch jetzt, nach der Geburt fort, und reden Sie mit dem Kind darüber, daß Sie selbst mit dieser anderen Geburtsform immer noch sehr beschäftigt, vielleicht auch traurig darüber sind – daß Sie das Zusammenleben mit dem Kind aber jetzt schön finden und genießen können.

Gymnastik: Fitneß oder ein gutes Körpergefühl?

Viele Frauen geben sich und ihrem Körper die Schuld an einer Kaiserschnitt-Geburt. Sie haben das Gefühl, ihr Körper hätte versagt. Diese Schuldzuweisung an den eigenen Körper und die Verletzung durch den Schnitt trägt verständlicherweise nicht dazu bei, seinen Körper zu akzeptieren, ihn so zu mögen, wie er ist. Hinzu kommt noch die veränderte Figur, die «Idealfigur» erscheint vielleicht im Moment unerreichbar.

Gerade die körperlichen Veränderungen zeigen aber doch, wie gut der Körper funktioniert. Er hat sich in der Schwangerschaft verändert – so wie sich das ganze Leben jetzt verändert hat. Diese Veränderungen zu spüren, mit und an ihnen zu wachsen, das ist eine große Chance für Frauen, die Kinder geboren haben.

Der weibliche Körper leistet Beachtliches in der Schwangerschaft, während der Geburt und auch in der Zeit danach. Daß diese komplexen Systeme des Körpers sehr störanfällig sind und immer wieder unterschiedlich reagieren, gehört zum Menschsein. Es lohnt sich, seinen Körper zu kennen und liebevoll mit ihm umzugehen.

Rigide gymnastische Übungen sind dafür ungeeignet. Wer sich mit Übungen plagt, ohne Rücksicht auf die eigene Befindlichkeit und den jetzigen Zustand des Körpers, der geht sicherlich nicht angemessen und liebevoll mit dem eigenen Körper um. Damit ist nicht gesagt, daß Übungen zur Stärkung der Beckenboden- und Bauchmuskulatur überflüssig sind. Es ist nur wichtig, mit welcher Einstellung diese Übungen durchgeführt werden: Der eigene Körper und das eigene Wohlbefinden sind das wichtigste Kriterium, nicht die uns vorgegaukelten Figur- und Fitneß-Ideale.

Der Körper einer Frau, die geboren hat, kann manchmal auch schlank und durchtrainiert sein, aber das ist selten. Weiblichen Körpern sieht man Schwangerschaft, Geburt und Stillzeit mehr oder weniger an. Und das ist schließlich etwas, auf das jede Frau stolz sein kann. Diese Erfahrungen muß keine Frau leugnen. Sie sind eine einmalige, ganz besondere Leistung des Körpers. In dieser Lebensphase hat jede Frau sich weiterentwickelt, und ihr Leben hat eine gravierende Veränderung erfahren. Wenn Frauen das nicht einmal bei sich selbst würdigen und ganz bewußt diese Kraft und Stärke leben, dann wird auch «der Rest» der Gesellschaft die «Leistung Kinderkriegen» weiterhin nicht genügend anerkennen.

Seien Sie also nicht so streng mit ihrem Körper. Gönnen Sie ihm die Zeit zur Umstellung und Rückbildung. Eine Grundregel lautet: Neun Monate verändert sich der Körper in der Schwangerschaft, und neun Monate sollte er auch Zeit für die «Rückbildung» haben.

Aber wie gesagt, es ist nicht der gleiche Körper wie vor der Schwangerschaft, er hat Entwicklungen und Erfahrungen hinter sich, die ihn innerlich und äußerlich verändert haben!

Wenn Sie Übungen machen, versuchen Sie daran zu denken. Wichtig sind Körperübungen allemal, achten Sie nur darauf, wie Sie sie ausführen. Die alte Weisheit: «Der Weg ist ebenso wichtig wie das Ziel», gilt hier ganz besonders. Das bedeutet, die Veränderungen mit den Bewegungen zu spüren, die Übung immer mal wieder ein bißchen anders zu machen, den «Weg» für sich herauszufinden. Durch die Wahrnehmung immer wieder erfahren, was ist mir angenehm, was unangenehm, was geschieht in meinem Körper? Jede Frau kann bei jeder Übung ihren Weg herausfinden und so weit gehen, wie es ihrer derzeitigen Befindlichkeit und Form entspricht.

Zunächst kann man in den ersten Tagen zu Hause die Übungen weiter durchführen, die mit der Krankengymnastin in der Klinik gemacht wurden. Also vor allem Übungen zur Thromboseprophylaxe, falls man noch viel liegt, und dann die *Beckenbodenübungen.* Die Beckenbodenübungen, also vor allem das Anspannen und Loslassen der Beckenbodenmuskulatur, ist den meisten Frauen schon aus dem Geburtsvorbereitungskurs vertraut – und damit wurde wahrscheinlich auch schon in den letzten Kliniktagen begonnen. Der Beckenboden ist bei Frauen, die einen Kaiserschnitt hatten, nicht so belastet, da er nicht vom Kind während der Geburt gedehnt wurde. Beckenbodenübungen sind trotzdem wichtig: zum einen, weil der Beckenboden schon in der Schwangerschaft einer ziemlichen Belastung unterliegt. Zum anderen, weil Beckenbodenübungen für alle Frauen zur Vermeidung späterer Beschwerden (Gebärmuttersenkungen, Urin nicht halten können) wichtig sind.

Da es so wichtig für alle Frauen ist, sich den Beckenboden immer wieder bewußtzumachen, seine Spannkraft (oder auch nicht) zu spüren, sollte jede Frau im Tagesablauf immer mal wieder «zu ihrem Beckenboden gehen». Einfach so zwischendurch spüren: Was geschieht mit meinem Beckenboden beim Atmen, kann ich da etwas wahrnehmen? Was kann ich spüren, wenn ich den Beckenboden im Sitzen anspanne, im Liegen oder im Stehen? Was fällt mir leichter?

Die erste Zeit nach der Geburt sollte man ruhig mit den Beckenbodenanspannungen beginnen, die einem am leichtesten fallen. Mit der Zeit (und den Übungen) kommt die Spannung zurück, und man kann auch in schwierigeren Positionen anspannen, länger anspannen, die Spannung halten usw.

Neben dem Gefühl für den Beckenboden möchten fast alle Frauen auch wieder ein besseres – und das bedeutet für viele «strafferes» – Gefühl vor allem für ihren Bauch bekommen. Durch Übungen, wie sie in Kursen zur sog. Rückbildung angeboten werden, kann dieser Prozeß unterstützt werden.

Da die Bauchmuskulatur von der Operation sehr betroffen ist, sollte man langsam und vorsichtig mit Übungen anfangen. Wie nach jeder Schwangerschaft gilt: Zunächst nur Übungen für die schrägen Bauchmuskeln und erst viel später wieder für die geraden Bauchmuskeln.

Die wenigsten Frauen kommen zu Hause dazu, die Übungen regelmäßig auszuführen. Aus diesem Grund ist ein Kurs empfehlenswert. Die Übungen, die man mag, sollte man dann auch zu Hause machen. Die Kurse sind aber auch aus dem Grund sinnvoll, weil man dort andere Mütter trifft und sich austauschen kann. In vielen Städten gibt es in der Zwischenzeit Zentren, die Kurse und Beratung «rund um die Geburt» anbieten. An diesen Zentren gibt es meist «Mutter-Kind-Kurse» (auch unter anderen Namen), die einen gymnastischen Teil beinhalten und einen Teil für Informationen und Austausch untereinander. Diese Kurse sind ganz besonders zu empfehlen, da man dort Gelegenheit hat, alle Fragen und Unsicherheiten, die im Leben mit dem Kind auftauchen, anzusprechen. (In einigen Zentren gibt es auch spezielle Gesprächskreise für Frauen nach einer Kaiserschnitt-Geburt.) Empfehlenswerte Adressen von Gruppen und Zentren, die mit der «Gesellschaft für Geburtsvorbereitung» zusammenarbeiten und deren Kurse in der Regel von ausgebildeten Geburtsvorbereiterinnen geleitet werden, finden Sie im Anhang.

In einem Gymnastikkurs sollte man der Kursleiterin immer sagen, daß man eine Kaiserschnitt-Geburt hatte, und man sollte ihr auch immer sagen, wenn eine Übung unangenehm ist oder bestimmte Stellen schmerzen. Jede Frau hat eine unterschiedliche Konstitution, einige haben vor der Schwangerschaft viel Sport getrieben, andere gar nicht. Im Gymnastikkurs sollten sich die Frauen daher nicht untereinander vergleichen. Es ist zwar schwer und für viele ungewohnt, doch sollte jede Frau sich nur nach ihrem Befinden und ihren Grenzen richten, möglichst ohne nach anderen zu schauen.

Übungen zur Rückbildung sollen in diesem Buch nur ansatzweise vorgestellt werden. Am sinnvollsten sind u. E. die Übungen, die sich in den Alltag integrieren lassen, die jede Frau gewissermaßen nebenbei oder gemeinsam mit ihrem Kind machen kann.

Worauf man im Alltag achten kann

– Beim Liegen auf dem Rücken ist es eine Entlastung für die Bauchmuskulatur, wenn eine feste, dicke Rolle (oder Kissen) unter den Knien liegt.

– Beim Stillen eine aufrechte Haltung einzunehmen und es sich möglichst bequem zu machen beugt Rücken-, Schulter- und Nackenschmerzen vor. Der Arm sollte, wenn im Sitzen gestillt wird, immer auf einem Kissen o. ä. abgestützt sein, so daß man ihn nicht selbst halten muß. Sich nicht nach vorn beugen, sondern möglichst aufrecht sitzen und immer wieder darauf achten, daß die Schultern nicht angespannt werden, das erleichtert auch den Milchflußreflex.

– Auch beim Tragen und Hochheben des Kindes können Sie viel für sich tun. Beim Heben sollten Sie nach einem Kaiserschnitt erst sehr vorsichtig sein. Sie kommen aber kaum darum herum, Ihr Kind zu heben. Beim Heben ist es wichtig, immer an den Beckenboden zu denken, ihn etwas anzuspannen, und Sie sollten das Kind ganz dicht am Körper tragen; dabei die Seiten immer wieder abwechseln, das Kind also mal rechts, mal links halten. Ansonsten ist es günstig, beim Heben die Knie zu beugen, den Rücken gerade zu halten und das, was getragen werden soll, anzusehen. Um den Druck nach unten beim Heben nicht zu verstärken, sollten Sie darauf achten, nicht zu pressen. Am besten ist es, beim Anheben auszuatmen.

– Viel können Sie für sich tun, wenn Sie immer wieder bei sich nachspüren: «Bin ich aufrecht? Spanne ich meine Schultern nicht unnötig an? Wie stehe ich auf dem Boden? Sind meine Kniegelenke locker und weich oder durchgedrückt?» Das Erspüren des Körpers, der Haltung, das im Geburtsvorbereitungskurs schon erlebt wurde, hilft, für sich die richtige Haltung herauszufinden und Fehlhaltungen wahrzunehmen und zu verändern.

– Sich Zeit nehmen, bequem hinlegen und den Körper und seine

Auflageflächen spüren, seine Ganzheit wahrzunehmen. Auch zu spüren, wo fühlt es sich gut an, wo nicht. Wo fließt mein Atem, wo kann ich das Ein- und Ausatmen im Körper spüren? Es geht dabei nur um das Erspüren, ohne jegliche Bewertung. Einfach wahrzunehmen, so ist es heute, so fühlt es sich heute an – ohne gleich etwas ändern zu wollen. Durch diese Wahrnehmung des Körpers kann jede Frau für sich herausfinden, was ihr guttut oder was nicht.

– Einen positiven Einfluß auf den Körper und auf das Atmen hat Singen. Da Babys auch gern vorgesungen bekommen, tun Sie sich und dem Kind wieder gleichzeitig etwas Gutes.

– Empfehlenswert für junge Eltern sind die großen Gymnastikbälle, auf denen man so schön mit dem Kind sitzen und schaukeln kann. Allein oder mit Kind kann man bei dieser Gelegenheit den Beckenboden an- und entspannen, Beckenkreisen, wippen usw. Das ständige Ausbalancieren auf dem Ball ist eine gute Anregung für die Muskulatur. Der Tonus (die Spannung) der Muskulatur verbessert sich dadurch.

– Tanzen stellt eine besonders angenehme Möglichkeit dar, die «Rückbildung» zu unterstützen. Vor allem kreisende Beckenbewegungen (Bauchtanz) sind optimal. Sich einfach so zur Musik zu bewegen, wie es am angenehmsten ist, bringt aber auch viel für den Körper. Wenn Sie sich dann schon stark genug fühlen, können Sie mit Ihrem Baby zusammen tanzen. Babys lieben das.

(Bauchtanz und afrikanischer Tanz sind auch gute Möglichkeiten zur «Rückbildung» nach der Geburt)

– Eine schöne Übung mit dem Kind zusammen geht folgendermaßen: Sie sitzen aufrecht auf dem glatten Fußboden, das Kind vor sich auf den Oberschenkeln, und rutschen dann, indem Sie die Pobacken abwechselnd anspannen und aus den Hüften heraus nach vorn und dann auch wieder zurückrutschen. Das macht meist auch den Kindern Spaß (s. auch Foto S. 124).

– Wenn die Mutter sich schon wieder sehr fit fühlt, kann sie sich auf den Rücken legen, die Beine (nacheinander!) an den Körper ziehen (Oberschenkel so dicht wie möglich an den Körper heranziehen), das Kind bäuchlings auf die Unterschenkel legen und dann mit dem Kind schaukeln. Fast alle Babys lieben das, und es kann ihnen nicht «wild» genug sein. Sie können also, wenn Sie in Schwung

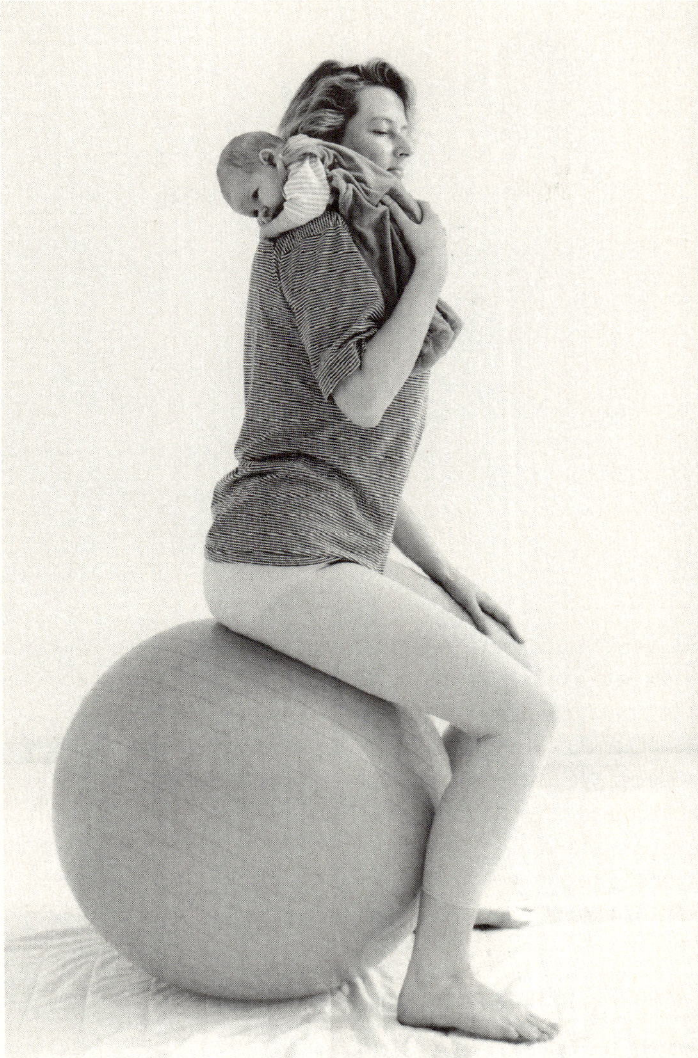

Ein großer Gymnastikball ist eine große Hilfe.

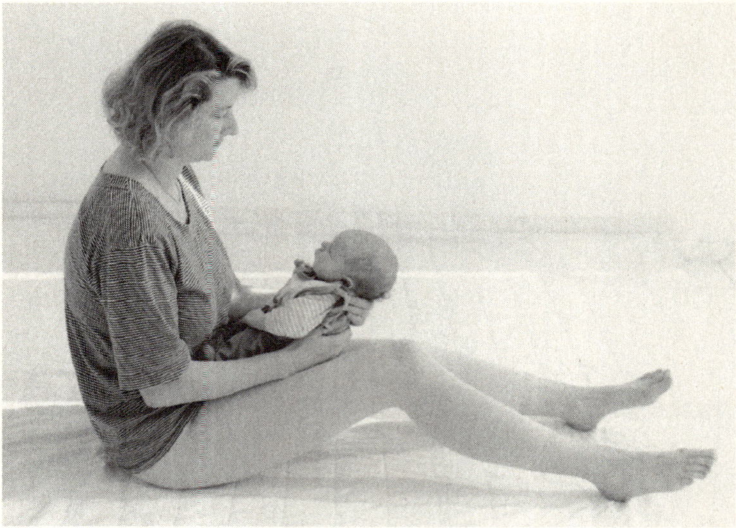

Vieles geht mit Kind ...

sind, vom Liegen zum Sitzen kommen und umgekehrt. Aber auch sanftes Schaukeln, sich immer wieder ausbalancieren und erspüren, wo es besonders guttut, kann für Sie richtig sein.

– Ziel jeglicher Körperarbeit – es sei noch mal gesagt – sollte sein: das eigene Wohlbefinden zu verbessern und ein gutes Gefühl für den Körper zu fördern. Das bedeutet, seinen Körper annehmen mit all seinen Veränderungen und sich nicht ständig abmühen, gewaltsam bestimmte Idealmaße (denen sowieso nicht einmal fünf Prozent aller Frauen entsprechen) anzustreben.

Versöhnung mit meinem veränderten Körper

Zuerst mögen viele Frauen ihre Narbe gar nicht betrachten. Eine Frau berichtet, daß sie sich dann gezwungen habe, ihre Narbe im Spiegel anzusehen und ohne negative Gefühle zu streicheln. «Diese Narbe war der Geburtsweg meines Kindes. Sie ist daher bedeutend und wichtig!»

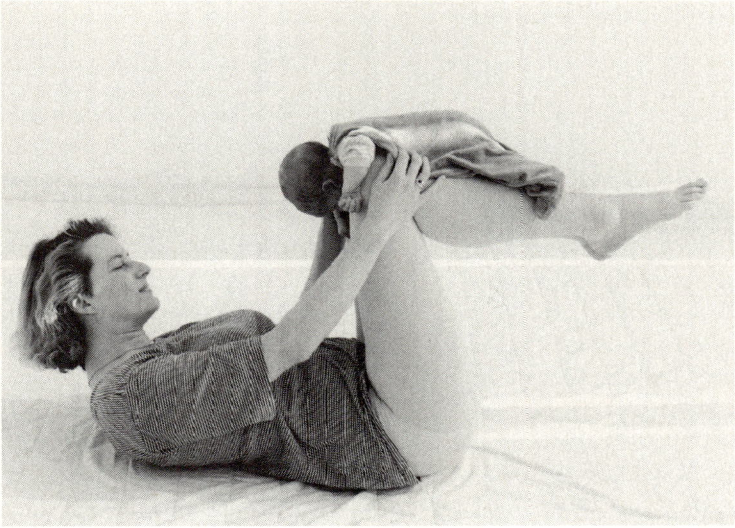

...und kann Mutter und Kind Spaß machen.

Die Narbe wird nach der Anfangszeit kaum noch schmerzen, zunächst aber noch jucken. Aber der Bereich um die Wunde ist vielleicht lange taub. Hier wurden ja auch kleine Nerven durchtrennt. Empfehlenswert sind Massagen mit Massageöl von oben nach unten in kreisenden, sachten Bewegungen um die Nahtgegend herum.

Die Narbe wird von einigen Frauen als Blockierung erlebt, «etwas ist unterbrochen». Das pelzig-taube Gefühl im operierten Bereich, eventuell bis zum Nabel, kann Wochen, selten auch Monate anhalten. Mit Massagen, Entspannung, Atmen in diesen Bereich kann man unterstützen, daß die Energie wieder unblockiert fließt. Die Narbe sieht erst rot, dann braun und schließlich weiß aus. Bei einer Intrakutannaht (s. S. 67) ist sie später kaum noch zu sehen, aber auch so «verschwindet» sie meist am Rand der Schamhaare.

Das Stillen versöhnt viele Frauen wieder mit ihrem Körper: Er versorgt ihr Kind, es braucht nichts anderes! Auch der nackte Hautkontakt gibt Mutter und Kind wieder ein gutes Gefühl und wirkt «heilend» für beider Seelen.

Die Paarbeziehung

Die Zeit nach der Geburt des (ersten) Kindes ist eine besonders schöne Zeit für ein Paar: Mann und Frau werden eine Familie und erleben jeden Tag aufregende, neue Dinge mit ihrem Kind, das sie gemeinsam gezeugt und ins Leben begleitet haben.

Leider hat diese Zeit auch Schattenseiten: Die Belastung, die heute ein Kind für fast alle Eltern bedeutet, erschwert häufig auch die Beziehung. Das Kind kann sehr anstrengend sein und alle Kraft und Zeit kosten – und es ist häufig kein Mensch da, der die Eltern mal entlastet. Erkrankt das Kind, wird die Situation oft noch schwieriger.

Für die Mutter entsteht beim ersten Kind die wahrscheinlich völlig ungewohnte Situation, den ganzen Tag zu Hause, allein mit dem Kind zu sein. Während der Vater bei den meisten Familien nach kurzer Zeit wieder arbeiten geht und erst abends nach Hause kommt. Einher geht diese Umstellung dann oft noch damit, daß der Vater (oder auch die Frau) plötzlich wieder in althergebrachte Rollenverteilungen verfällt und erwartet, daß die Frau, «die ja den ganzen Tag zu Hause ist», neben dem Kind noch den ganzen Haushalt betreut – und am Abend auch noch «nett» aussieht. Hier können ernsthafte Probleme auftreten, denn nach einer Kaiserschnitt-Geburt braucht eine Frau besonders viel praktische und seelische Unterstützung. Beiden Partnern sollte bewußt sein, daß es nicht mit dem «Heultag» nach der Geburt getan ist. Durch die Belastung, Besuch, Ansprüche des Partners, wenig Schlaf sind viele Frauen in den ersten Wochen oft deprimiert und weinen viel. Jede Frau braucht Zeit, ihre Erlebnisse und Gefühle immer wieder zu erinnern und langsam zu verarbeiten.

Da ein Mann das Erleben einer Geburt schwer nachvollziehen kann, auch nicht den gleichen Hormonveränderungen unterliegt, nicht stillt – erlebt und fühlt er ganz anders. Machen Sie als Vater sich das klar, gehen Sie auf die Stimmungen und Gefühle Ihrer Partnerin ein, akzeptieren Sie sie zumindest. So schaffen Sie eine gute Basis für die neu beginnende Dreierbeziehung.

Sexualität ist ein weiteres Thema, bei dem die Ansprüche und Vorstellungen von Männern und Frauen nach der Geburt sehr unterschiedlich sein können (aber nicht müssen!). Oft haben Frauen nach der Geburt aus verschiedenen Gründen kein Interesse, mit ihrem Partner zu schlafen. Manche Frauen haben auch Ängste in bezug auf die Reaktionen ihres Partners nach der Geburt und auf die körperlichen Veränderungen. Auch Berührungen im Bereich der Narbe empfinden manche Frauen anfangs als unangenehm und haben daher keine Lust auf Sex.

Möchte eine Frau mit ihrem Partner schlafen, sollten beide gemeinsam Positionen herausfinden, die angenehm sind und den Bauch nicht belasten. Wenn der Wochenfluß nachgelassen hat und die Frau (und der Mann) Lust hat, spricht nichts gegen Geschlechtsverkehr.

Schläft ein Paar wieder miteinander, sollte die Verhütung geklärt sein. Das «Verhüten» richtet sich zum einen nach den bisherigen Erfahrungen, und zum anderen muß man darauf achten, welche Einschränkungen in der ersten Zeit nach der Geburt, bzw. der Stillzeit, gegeben sind. Eine Spirale sollte z. B. frühestens nach drei Monaten eingesetzt werden. Pillen, auch wenn es Mini- oder Mikropillen sind, sind sehr umstritten in der Stillzeit. Eine Beratung in Schwangerschafts- oder Frauengesundheitszentren kann bei der Entscheidung helfen.

Kapitel 8

Einmal Kaiserschnitt – immer Kaiserschnitt?

Aus Amerika stammt der Satz: «Einmal Kaiserschnitt – immer Kaiserschnitt.» Diese Ansicht hat sich von Europa ausgehend grundlegend geändert.

Je nach dem Grund für einen Kaiserschnitt ist die Chance auf eine vaginale Geburt beim nächsten Kind unterschiedlich hoch. Zudem ist sie abhängig von der Einstellung der Klinik. Waren Gründe für einen Kaiserschnitt z. B. eine Beckenendlage oder schwache, unregelmäßige Herztöne, beträgt die Wahrscheinlichkeit einer spontanen Geburt bei der nächsten Schwangerschaft bis zu 80 Prozent. Selbst bei Diagnosen wie Mißverhältnis zwischen Kopf des Kindes und Becken der Mutter sind vaginale Geburten möglich. Als Geburtshelfer hat der Autor öfter Geburten erlebt, die «normal» erfolgten, obwohl bei der vorherigen Geburt ein Kaiserschnitt wegen eines Kopf/Becken-Mißverhältnisses durchgeführt wurde. Auch gibt es nicht wenige Kaiserschnitte, die wegen einer sog. Dystokie (sich nicht öffnender Muttermund) durchgeführt wurden, und bei der zweiten Geburt geht der Muttermund auf.

Wichtig ist das Gespräch mit dem Ehepaar vor der anstehenden Geburt. Man muß sich wirklich Zeit nehmen, die Geburtsunterlagen durchzusehen, durchzusprechen, die Ängste und Nöte sehr ernst zu nehmen und den Wunsch nach einer spontanen Geburt zu respektieren. Als Beispiel die kürzlich erfolgte vaginale Geburt einer Frau nach einem Kaiserschnitt: Das erste Kind wurde in Spanien geboren. Die Geburt begann mit Blasensprung, keine Wehen, mehrfach wurde die Geburtseinleitung mit einem Oxytocintropf versucht – und schließlich ein Kaiserschnitt gemacht. Das nächste Kind wollte die Frau in Deutschland zur Welt bringen; denn in Spanien sagte man ihr, es würde wieder ein Kaiserschnitt. In Deutschland ging sie in eine Klinik, um ein Gespräch über ihre Vorstellungen zu führen. Von diesem Gespräch war sie maßlos enttäuscht, denn ihr wurde vermittelt: «Was wollen Sie denn hier? Das hat ja alles noch Zeit. Warum haben Sie sich eigentlich vorgestellt?» Sie fühlte sich mit ihren Sorgen allein gelassen, nicht ernst genommen und suchte sich eine andere Klinik. In unserer Klinik wurden ihre Sorgen und Gedanken zur Geburt besprochen. Sie gebar dann bei uns ganz spontan – und war 14 Tage später wieder in Spanien, zusammen mit ihrem Kind.

Andere Frauen hatten z. B. eine sehr lange Geburtszeit vor einem Kaiserschnitt. Eine Frau berichtet, daß die Geburt über 50 Stunden dauerte, bevor der Kaiserschnitt durchgeführt wurde. In ihrer jetzigen Schwangerschaft habe sie Angst, wieder solch eine Erfahrung machen zu müssen. Sie sagt, sie habe die Nähe des Todes gespürt. Solche Gefühle können dazugehören – vor allem bei schwierigen Geburtsverläufen. Einer anderen Frau mit 60 Stunden Geburtsdauer geht es ähnlich: Aber beide Frauen wollen wieder eine Spontangeburt versuchen. Ihnen fehlt etwas, wie ein Weg, der nicht zu Ende gegangen ist. Nur so viele Stunden wie beim letzten Mal warten, falls es nicht «geht», wollen beide nicht. In solchen Fällen bespreche ich als Arzt mit der Frau eine «Probegeburt»: Man wartet Wehen ab und läßt einige Stunden Zeit, um den Verlauf abzuwarten – und oft klappt es! Es gibt auch Frauen/Paare, die – nach den Erfahrungen bei der letzten Geburt – Angst haben, sich auf eine vaginale Geburt einzulassen. Diesen Wunsch nach einem Kaiserschnitt sollte man ernst nehmen und ihm stattgeben – aber auch den anderen Weg darstellen, anbieten und offenhalten.

Die Bedeutung der Gespräche nach einer zurückliegenden Kaiserschnitt-Geburt soll mit der Schilderung des folgenden Falles, den ich vor einigen Jahren in einem Krankenhaus erlebt habe, noch einmal verdeutlicht werden.

Eine Frau liegt am Abend vor ihrem zweiten Kaiserschnitt in der Klinik. Ich komme herein, um sie zu fragen, wie es ihr gehe. Darauf gibt sie keine Antwort. Sie fragt mich dann, ich solle ihr ehrlich sagen, ob diese Geburt wieder mit Kaiserschnitt sein müsse. Sie wolle ja nicht dem Oberarzt in den Rücken fallen, aber ich solle ihr trotzdem ehrlich meine Meinung sagen. Ich sage ihr: «Nein, man muß sicherlich nicht unbedingt einen Kaiserschnitt machen.»

Zum Verständnis hier die Vorgeschichte:

Das erste Kind wurde in PDA mit einer Vakuumextraktion (Saugglocke) geboren. Ein Mädchen, das gesund ist. Die PDA war wegen der Schmerzen gesetzt worden, die Saugglocke war wegen fehlenden Preßgefühls (durch die PDA) notwendig.

Beim zweiten Kind wurde ein Kaiserschnitt unter der Geburt wegen zunehmend schlechter Herztöne und dick-grünem Fruchtwasser durchgeführt. Dieses Kind ist verstorben. Es war ein Junge, er war krank und hatte eine Chromosomenanomalie.

Jetzt ist die Frau kurz vor ihrem errechneten Geburtstermin. Von ihren Ärzten ist der Kaiserschnitt von vornherein beschlossen worden. Zum einen, weil die Frau große Angst hat, und zum anderen, weil man keine Risiken eingehen möchte.

Bei unserem Gespräch fängt die Frau jetzt an zu weinen und beginnt über das furchtbare Erlebnis der zweiten Geburt zu sprechen. Nachdem das Kind geboren war, wurde es vom Kinderarzt intubiert und beatmet. Keiner sagte etwas, nur schreckliche Stille. Sie hatte eine Periduralanästhesie für den Kaiserschnitt bekommen und empfand das Miterleben nun als besonders schlimm. Schließlich kam der Arzt und sagte, das Kind müsse beatmet werden, den Rest würde er ihr später sagen. Welchen Rest? Dann bekam sie eine Beruhigungsspritze, die sie teilnahmslos und gleichgültig machte. Ihr Mann war dabei und weinte. Er fragte sie, warum sie nicht weine und so anteilnahmslos sei. Sie antwortete, sie könne gar nicht weinen. Sie war teilnahmslos nach der Spritze und konnte nicht traurig sein. Besonders schlimm war, daß sie das Kind nicht gesehen hat. Es wurde in die Kinderklinik verlegt, wo es starb.

Seitdem hat sie in dieser Schwangerschaft ständig Angst, es könne sich das gleiche wiederholen, nämlich schlechte Herztöne, Mißbildungen. In der Frühschwangerschaft waren mehrere Ultraschalluntersuchungen in der Universitätsklinik einschließlich Herzdoppler und Mißbildungsdiagnostik sowie eine Amnionzentese durchgeführt worden. Auf das Ergebnis der Fruchtwasseruntersuchung habe sie vier Wochen warten müssen. Das sei eine sehr schlimme Zeit gewesen. Bis das Ergebnis da war, konnte sie sich nicht für das Kind entscheiden – es auch nicht lieben. Eine Beruhigung war dann, daß es wieder ein Mädchen ist, nicht ein Junge. Von den behandelnden Ärzten wurde eine Intensiv-Überwachung durchgeführt. Jedes CTG sei angstbesetzt gewesen, eine Qual. Wie sind die Herztöne diesmal? Aber Gott sei Dank sei das CTG nie so schlecht gewesen wie bei der Geburt des zweiten Kindes. Trotzdem hatte sie jedesmal Angst vor dem Schreiben der Herztöne.

Wir reden viel über Trauer – und Machbares – und Schicksal. Sie sagt, ihre Mutter sei vor einigen Jahren gestorben, noch nicht alt und herzkrank. Ihre Schwester sei auch jung gestorben. Das sei jetzt wirklich genug. Es sei ein Wunder, daß sie nicht in psychiatrischer Behandlung sei. Ihre Familie hätte ihr immer sehr geholfen. Auch ihre Tochter. Gerade vor zwei Tagen hätte sie gesagt, dieses Geschwisterchen würde aber nicht sterben – oder? Wenn, dann würde es neben dem Bruder auf dem Friedhof beerdigt.

Und dann reden wir über den Kaiserschnitt, die Periduralanästhesie und über die Kontaktaufnahme mit dem Kind. Sie sagt, beim letzten Kaiserschnitt sei ihr sehr eng und übel gewesen. Der Ruck, als das Kind geboren wurde, war sehr angenehm. Sie habe ständig auf Schmerzen gewartet, aber es seien keine Schmerzen gekommen. Nur die Übelkeit war schlimm.

Jetzt hat sie mit dem Anästhesisten über morgen gesprochen. Besonders das Anschnallen von Armen und Beinen sei unangenehm gewesen, und sie möchte den Kopf höher gelagert haben und unbedingt das Kind sehen. Das sei ihr das wichtigste. Sie weint wieder und meint, bis morgen würde wohl dem Kind nichts passieren, und das Kind würde wohl gesund sein. Ich nehme sie in den Arm und sage, eigentlich könne sie sehr gut mit ihrer Trauer und Belastung umgehen, denn sie hätte ja viel erfahren und sei einen weiten Weg gegangen, um da zu sein, wo sie jetzt ist. Das sei sehr wichtig, und sie könne stolz auf sich sein. Ich biete ihr noch an, sie könne jederzeit mit mir reden.

Den Kaiserschnitt möchte sie trotzdem durchführen lassen. Trotz der Schmerzen hinterher. Das sei nicht so schlimm, schließlich hätte der Dammschnitt nach der ersten Geburt auch weh getan. Wir haben beide ein gutes Gefühl nach diesem langen Gespräch. Etwas ist erledigt und abgehakt.

Nur wenige Frauen haben solch schlimme Erlebnisse hinter sich. Doch die Erfahrungen mit der ersten Geburt, dem ersten Kaiserschnitt wirken auf die nächste Geburt. So können sich aufgrund nicht bearbeiteter Ängste und Trauer Blockierungen aufbauen, die den Geburtsvorgang hemmen und negativ beeinflussen. Dadurch kann die Geburt wieder ähnlich ablaufen wie beim letzten Mal. Deshalb sollten sich Ärztinnen und Ärzte oder andere, die die Frau in der Schwangerschaft begleiten, die Zeit nehmen, über ihre Empfindungen und Erfahrungen damals zu sprechen.

Haben Frauen die Möglichkeit, mit ihrer Ärztin oder ihrem Arzt ihre Wünsche und Ängste zu besprechen, so kann gemeinsam herausgefunden werden, welches wohl der richtige Weg ist.

Ängste, die vor der Geburt ausgesprochen und z. B. im Geburtsvorbereitungskurs bearbeitet werden, sind bei der Geburt dann oft kein Hindernis mehr, so z. B. die Angst, zu eng zu sein, zu schreien und zu stöhnen vor Fremden und vieles mehr.

Manche Frauen wollen beim anstehenden Kaiserschnitt unbedingt eine Vollnarkose. Wünschen sich auf der anderen Seite aber auch Videoaufnahmen, um zu sehen, wie ihr Kind zur Welt kommt.

So verschieden die Erfahrungen jeder Frau sind, so verschieden ist auch der Umgang damit. Solche Erlebnisse werden sehr unterschiedlich verarbeitet.

Die Gefahr bei einer Schwangerschaft nach einem Kaiserschnitt besteht in der Ruptur, dem Auseinanderweichen der alten Gebärmutternarbe. Das kann zu jedem Zeitpunkt der Schwangerschaft erfolgen, meist als stille (= symptomlose) Ruptur, manchmal auch als akutes, bedrohliches und schmerzhaftes Ereignis. Glücklicherweise geschieht dies in der Schwangerschaft und auch unter der Geburt sehr selten. Das Risiko liegt unter einem Prozent. Findet die Geburt beim nächsten Kind in der Klinik statt, gibt es normalerweise keine lebensbedrohlichen Situationen, da ein erneuter Kaiserschnitt schnell durchgeführt werden kann.

Bei der Geburt einer Frau «mit Zustand nach Kaiserschnitt» werden besondere, engere Überwachungen des Kindes und der Mutter erforderlich. Vorsorglich ist das Operationsteam in Bereitschaft, Laboruntersuchungen werden gemacht und oft auch eine Braunüle gelegt. Zeichen einer drohenden, bzw. stattfindenden Ruptur sind weniger die Schmerzen. Es gelten als Anzeichen: Blutungen aus der Scheide, plötzliche Herztonveränderungen des Kindes und Geburtsstillstand bzw. das nicht mehr drückende Köpfchen in der Wehe. In solchen Fällen sollte ein Kaiserschnitt durchgeführt werden. Falls die Naht auseinandergewichen ist, wird sie beim Kaiserschnitt des Kindes wieder verschlossen. Nur sehr selten muß die Gebärmutter entfernt werden.

Die Häufigkeit der Narbenruptur nimmt mit jeder erneuten Schwangerschaft und Geburt etwas zu. Dieses Phänomen muß mit der immer wieder stattfindenden Dehnung in der Schwangerschaft und der Belastung durch Wehen erklärt werden. Vor nicht langer Zeit war es deshalb üblich, daß Frauen bei «Zustand nach Kaiserschnitt» nicht aktiv mitpressen durften, sondern generell eine Vakuum- oder Zangengeburt durchgeführt wurde. Diese Ansicht galt noch vor 15 Jahren und wird heute nicht mehr vertreten. Aber die Preßphase sollte nicht ungewöhnlich lange dauern.

Oft wird nach erfolgreicher vaginaler Geburt durch den Geburtshelfer die alte Kaiserschnitt-Narbe mit oder ohne Narkose durch die Scheide «nachgetastet», um zu spüren, ob sie unversehrt geblieben ist. Diese Nachtastung sollte aus vielen Gründen unterbleiben. Die beiden wichtigsten: Die unzuverlässige Information, ob die Narbe nur dünnwandig oder noch intakt ist, und die Schmerzhaftigkeit dieser Untersuchung, bei der mit der Hand und dem Unterarm durch die Scheide in die Gebärmutter eingegangen werden muß.

Wichtig ist die exakte Überwachung der Frau nach erfolgreicher Geburt für ca. vier Stunden, da sich in dieser Zeit praktisch alle Symptome einer relevanten Narbenruptur zeigen. Die Häufigkeit liegt unter einem Prozent bei Gebärmutterquerschnitt und bis zu fünf Prozent bei einem Längsschnitt der Gebärmutter. Deshalb wird nach Kaiserschnitt mit Längsschnitt sehr häufig zum erneuten Kaiserschnitt geraten.

Ist nun immer wieder ein Kaiserschnitt notwendig, stellt sich die Frage, wieviel Kaiserschnitte man machen kann. Sicherlich mehrere, es hängt von Mal zu Mal davon ab, wie die Narbenbildung nach dem Kaiserschnitt verläuft. Drei bis vier Kaiserschnitte sind normalerweise kein Problem, es gibt aber auch viel mehr Kaiserschnitte bei einer Frau.

Mit zunehmender Kaiserschnittfolge wählen aber viele Operateure einen elektiven (= im voraus ausgewählten) Zeitpunkt, ca. 14 Tage vor dem zu erwartenden Geburtstermin, um möglichst nicht zu viele Wehen abzuwarten. Bei einem noch früheren Termin und/oder bei mangelnden Senkwehen werden aber u. U. vor Beginn des Kaiserschnitts Wehenmittel gegeben, um einem Kaiserschnitt-Schock-Syndrom des Kindes vorzubeugen. Viele Geburtshelfer legen auch Wert auf mäßige vorherige Wehen wegen der dann dünner «ausgezogenen» Gebärmutterwand, die Blutungen sind dann geringer.

Ein Kaiserschnitt muß sich also nicht wiederholen. Ein Vorstellungsgespräch in der Klinik ist ganz wichtig, um das Vorgehen im voraus gemeinsam abzusprechen.

Trotzdem gibt es viele Frauen, die mehrere Kaiserschnitt-Geburten haben. Der Wunsch nach weiteren Kindern bzw. nach einer anderen Geburt ist offensichtlich sehr stark ausgeprägt. Um seinem Körper Zeit zu lassen, ist es günstiger, nicht zu schnell wieder schwanger zu werden. Häufig können Frauen ihr zweites Kind vaginal gebären, wie oben ausgeführt. Doch es gibt auch Frauen, die beim zweiten und dritten Kind wieder einen Kaiserschnitt haben. Hier berichten viele Frauen, daß sie beim zweiten Mal sehr enttäuscht waren, dann aber irgendwann akzeptieren konnten, daß dies ihr Weg bzw. der Weg ihrer Kinder ist. Der dritte, jetzt akzeptierte Kaiserschnitt wird dann oft als sehr positiv erlebt, da man sich gut darauf einstellen kann und aufgrund der Erfahrungen vieles besser regeln kann. Vorbereitet sein auf einen eventuellen Kaiserschnitt ist für alle Frauen die größte Hilfe. Weil sie wußten, was sie nicht wieder so erleben wollten, konnten sie sich die entsprechende Klinik aussuchen und dort absprechen, wie die Kaiserschnitt-Geburt durchgeführt werden sollte. Auch nehmen Frauen mit einem zweiten oder dritten Kaiserschnitt ihr Kind ganz bewußt so schnell wie möglich ständig zu sich ins Zimmer. Durch das Zusammensein, das Stillen geht es ihnen dann meist sehr viel schneller besser – und sie können ihr Kind genießen.

Eine Frau schildert: «Beim zweiten Kind erlebte ich kein Tief nach dem Kaiserschnitt. Mein Kind war von Anfang an bei mir. Nachts half mir die Schwester beim Anlegen, ebenso tags, wenn mein Mann nicht da war, beim Stillen und Wickeln. Nach drei Tagen lief ich schon herum.»

Eine andere Frau berichtet über das unterschiedliche Erleben ihrer Schwangerschaften: In der ersten Schwangerschaft traten Ödeme auf und eine leichte Eiweißausscheidung im Urin. Wegen dieser leichten sog. Gestose wurden ihr Reistage, salzlose Kost und Bettruhe verordnet. Sie schildert, daß sie dadurch ganz «aus dem Tritt» kam, ihr Körpergefühl war plötzlich erheblich gestört. Vorher hatte sie sich alles durchdacht und gedanklich durchgespielt. Jetzt aber ging nichts mehr, Kopf und Körper trennten sich. Und so war dann auch die Geburt. Nichts ging: Blasensprung, keine Wehen, Wehentropf, Muttermund drei Zentimeter, Kaiserschnitt. Sie empfand es wie einen Sprung über den Graben, plötzlich lag da ein Kind in ihrem Arm. Drei bis vier Tage war sie völlig gelähmt, außer sich.

In der zweiten Schwangerschaft wieder Ödeme und Eiweiß. Diesmal keine Reistage, keine Bettruhe, Salz in Maßen. Sie bestimmte selber, was sie mit ihrem Körper machte, besorgte sich Literatur von den «Gestose-Frauen». Wenn Wehen kommen sollten, wollte sie diese akzeptieren bis zu einem gewissen Punkt. Sie war mit sich eins und gebar ihr Kind vaginal. Dies war ihr Weg und ihre Sache. Das Schönste sei gewesen, nach der Geburt aufzustehen und mit ihrem Kind im Arm wegzugehen.

Kapitel 9

Seelische Verarbeitung der Kaiserschnitt-Geburt

Der Grund, ein Buch über Kaiserschnitt-Geburt zu schreiben, liegt in der Erfahrung, daß ein großer Teil der betroffenen Frauen im nachhinein noch lange oder immer mal wieder Schwierigkeiten hat, diese Geburt für sich zu akzeptieren. Warum fällt das vielen Frauen so schwer? Obwohl sie gleichzeitig die Hilfe einsehen, die durch den Kaiserschnitt dem Kind oder ihnen gegeben wurde – und dafür meist auch dankbar sind.

Es gibt zwei gegenläufige Bewegungen in westlichen Gesellschaften: Einmal sind da die Möglichkeiten der modernen Medizin mit ihren ständigen Neuerungen. Das birgt die Gefahr in sich, daß die technischen Möglichkeiten auch dann genutzt werden, wenn sie nicht unbedingt notwendig sind. Zum anderen ist aufgrund der technischen Entwicklung in der Medizin in den letzten 20 Jahren eine Gegenbewegung entstanden, die unter Bezeichnungen wie «natürliche Geburt», «sanfte Geburt» usw. weite Verbreitung gefunden hat.

Frauen und Paare überlegen sich heute meist sehr gut vorher, wo sie ihr Kind zur Welt bringen wollen. Und immer mehr legen Wert auf eine Umgebung, die auf die Bedürfnisse der gebärenden Frau und des Kindes eingeht. Da diese Bedürfnisse zunächst einmal in krassem Gegensatz zu einer Klinikatmosphäre stehen, mußten viele Kreißsäle in der letzten Zeit verändert werden: Sie wurden «wohnlicher» ausgestattet, verfügen über ein Angebot an Hilfen für unterschiedlichste Gebärpositionen, und das Personal stellt langsam wieder die gebärende Frau und das Kind in den Mittelpunkt des Geschehens und nicht den klinischen Ablauf. Ideal ist die Situation zwar immer noch nicht überall, aber die Nachfrage und die Forderungen der Eltern bewirken immer mehr Veränderungen.

Die wichtigen Anstöße und Entwicklungen der letzten zwei Jahrzehnte tragen auf der anderen Seite aber dazu bei, daß die Ansprüche der Frauen und Eltern an sich und ihre Geburt immens gestiegen sind. Fast alle Eltern erwarten, daß alles optimal läuft, daß sie gut zurechtkommen mit Atmen, Loslassen und Schieben – einfach, daß die Geburt ein wunderschönes, harmonisches, gar ekstatisches Erlebnis wird. Diese Erwartung ist verständlich und auch wichtig, denn eine positive Einstellung und das Vertrauen in den Geburtsvorgang und den eigenen Körper sind sicher die wichtigsten Voraussetzungen für einen günstigen Geburtsverlauf.

Nur, eine Geburt ist etwas ganz Besonderes, das wir heute oft nur einmal in unserem Leben erleben. Da der Geburtsverlauf von ganz vielen auch unberechenbaren Faktoren abhängt, kann es nicht immer so «bilderbuchmäßig» ablaufen. Wir haben schließlich keine Übung und keine alltägliche Erfahrung mit Geburten!

Ein anderer Grund, warum eine Geburt oft nicht wunschgemäß abläuft, liegt sicher darin, daß wir normalerweise erwarten, unser Körper funktioniere und wir hätten ihn unter Kontrolle. Während der Geburt kommt es nun gerade darauf an, nicht zu kontrollieren, sondern geschehen zu lassen. Das steht im Gegensatz zu den alltäglichen Anforderungen, die wir sonst an unseren Körper stellen. Darum fällt es vielen Menschen schwer, die Körpervorgänge einfach zuzulassen und zu vertrauen, daß es auch ohne unsere «Kopfarbeit» und Kontrolle optimal verlaufen kann.

Sich dem Geburtsvorgang überlassen können ist dagegen etwas, das wir in unserem Leben nicht gelernt haben, das wir nicht üben (außer in guten Geburtsvorbereitungskursen) – und auch meist gar nicht wollen. Die Geburt wird dann auch betrachtet als etwas, das geleistet werden muß, und zwar möglichst erfolgreich. Es liegt heute ein enormer Leistungsdruck auf Frauen, erfolgreich die Vorstellungen vom «richtigen» oder «schönen» Gebären zu verwirklichen. Je nach sozialem Umfeld sind diese Erwartungen unterschiedlich. Dadurch haben viele Frauen nach Spontangeburten das Gefühl, «ich hätte dieses oder jenes besser oder anders machen können». Nun wäre es ja schon erfolgreich, wenn es dem Kind und der Mutter gutgeht. Aufgrund der selbstgesteckten – von den Medien geförderten – Ziele und Erwartungen empfinden wir schnell alles Unvorhergesehene, nicht wie gewünscht Verlaufende als ein persönliches Versagen.

Der Ablauf einer Geburt wird aber ebenso beeinflußt von der Umgebung, den betreuenden Menschen, durch Schaffung einer intimen Atmosphäre oder deren Fehlen, durch richtige oder falsche Worte, durch eine ungünstige Lage des Kindes und vieles andere, das (zumindest in diesem Moment) außerhalb unseres Einflusses steht.

Gewiß kann sich jede Frau fragen, was war mein Anteil, daß es so und nicht anders gelaufen ist. Es lohnt sich, sowohl im Hinblick auf die Verarbeitung der Geburt als auch im Hinblick auf weitere Geburten, bei sich einmal «nachzuforschen»: Gab es Gedanken, Gefühle, Erlebnisse, die aus bestimmten Gründen Ängste und Blockierungen bewirkt haben können? Auch die eigene Geburt und die Berichte der eigenen Mutter darüber können wichtige Bausteine für die Einordnung des eigenen Geburtsgeschehens sein. Sich darüber klarzuwerden kann auch bedeutsam werden für die Beziehung zum Kind.

Keine Frau kann losgelöst von ihrer Persönlichkeit gebären. Ist sich eine Frau z. B. unsicher, ob sie die Kraft hat, ihr Kind eigenständig zu gebären, so kann ihr die positive Unterstützung helfen, Vertrauen in ihre Körperfähigkeiten zu finden. Im Geburtsvorbereitungskurs kann dies gefördert werden und ganz besonders in der Geburtssituation. Im umgekehrten Fall haben Frauen oft ein Gespür dafür, daß ihre Umgebung ihnen kein Vertrauen in ihre Gebärfähigkeit vermittelt, sondern eher signalisiert: «Wir machen das schon für Sie. Wir helfen Ihnen!» In solch einer Situation mobilisiert eine Frau entweder ihre Kräfte, nach dem Motto: «Jetzt erst recht. Ich schaffe das schon» – oder die Hilfe wird wirklich notwendig, im Sinne einer «sich selbst erfüllenden Prophezeiung». Offensichtlich haben die Geburtsabläufe auch mit diesem Zusammenspiel zwischen der Gebärenden und dem geburtshilflichen Personal viel zu tun. Das wird an den niedrigen Kaiserschnitt-Raten der Kliniken deutlich, die eine aktive und selbstbestimmte Geburt fördern.

Das Selbstvertrauen einer gebärenden Frau kann sehr leicht völlig untergraben werden durch die Umgebung im Krankenhaus und Gesten und Bemerkungen des Personals. Daher spielt die Einstellung des Krankenhauspersonals so eine wichtige Rolle.

Viele Frauen sind auch besonders enttäuscht, weil sie eine lange, intensive und schwere Geburtsarbeit hinter sich hatten – und dann doch noch ein Kaiserschnitt notwendig war. Oft kommt die Aussage, das «war alles sinnlos, dann hätte der Kaiserschnitt auch früher gemacht werden können». Die Wehen und die Geburtsarbeit waren aber nicht sinnlos und sicher positiv für das Kind. Ebenso für die Erfahrung der Frau, und viele sehen es für sich als «Beweis», daß wirklich alles versucht wurde, es aber so nicht ging.

Besonders enttäuschend ist die Situation für eine Frau, die schon lange schiebt (preßt) und damit rechnet, daß das Kind jeden Moment auf der Welt ist – und dann ist plötzlich im letzten Augenblick noch ein Kaiserschnitt erforderlich. Auch das Glück über ein gesundes Kind kann die wahnsinnige Enttäuschung, daß trotz dieser Anstrengung und der Schmerzen ein Kaiserschnitt notwendig war, nur teilweise ausgleichen.

Es bringt aber nicht weiter, sich Vorwürfe zu machen. Die Gründe können ja außerhalb liegen – wie schon weiter oben angesprochen. Oder sie können auch beim Kind liegen.

Die pränatale (vorgeburtliche) Forschung geht davon aus, daß die Kinder durchaus ihren Anteil zur Geburt beitragen. Man kann sich also fragen, warum hat sich gerade dieses Kind so «verquer» gelegt. (So berichtete eine Mutter von ihrem Kind, das aufgrund seiner Querlage durch einen Kaiserschnitt zur Welt kam, dieses Kind würde heute noch immer «möglichst quer durch die Tür gehen», also sich immer alles schwermachen.) Häufig liegen erschwerte Geburten darin begründet, daß das Kind nicht richtig liegt oder sich nicht richtig «einstellt» in den Geburtskanal. Es kann natürlich sein, daß das Kind gar keine andere Möglichkeit hatte, weil das Becken verformt ist oder weil die untere Beckenmuskulatur so verspannt war. Es kann aber auch daran liegen, daß das Kind es sich selbst schwermacht.

Die pränatale Psychologie betont die Eigenständigkeit des ungeborenen Kindes: Es ist ein eigenständiges Wesen, das auch schon seine Möglichkeiten hat, bestimmte Dinge zu beeinflussen. Jede werdende Mutter hat schon gespürt, daß sich ihr Kind mit Unmutsäußerungen, verstärkten Bewegungen z. B., meldete, wenn ihm die Musik zu laut war, es das Schreibmaschine-Schreiben störte oder anderes. Das Kind hat also nicht nur Empfindungen, es äußert auch seinen Willen und beeinflußt seine Umgebung. Es trägt auch intrauterin somit schon selbst zu seinem Überleben und Wohlbefinden bei. Nach Meinung der Psychologinnen und Psychologen, die speziell mit der Erinnerung von vorgeburtlichen und Geburtserlebnissen arbeiten, gibt es Gründe für das Kind, sich quer oder in Beckenendlage zu legen. Die Ursachen können sehr unterschiedlich sein und sollten nicht nur bei der Mutter gesucht werden. Wenn beispielsweise das Umfeld, die Arbeitskolleginnen und -kollegen, der Partner, Verwandte oder Freunde eine schwangere Frau unter Druck setzen, ihr das Leben gerade in der Schwangerschaft sehr schwer machen, so wirkt sich das über die Mutter verständlicherweise auf das Kind aus. Es ist nicht nur die Mutter, die Verantwortung und Sorge für das Kind trägt, sondern es sind alle Mitmenschen um sie herum. Das wird in unserer individualistischen Gesellschaft aber häufig nicht so gesehen.

Gelangt eine Frau zu der Überzeugung, die ungünstige Arbeitssituation, der Ehepartner o. ä. habe ihre Schwangerschaft so negativ beeinflußt, daß sie mit ihrem Körper und ihrem Kind darauf reagierte, sollte die Situation zumindest vor einer weiteren Schwangerschaft möglichst geklärt werden.

Jede Schwangere ist nicht nur allein für ihr Kind zuständig, auch Verwandte und Freunde, alle Mitmenschen sollten Schwangeren das Leben erleichtern. Die Mutter läßt das Kind geschützt und geborgen in ihrer Gebärmutter aufwachsen – aber «drumherum» sollte es eine «soziale Gebärmutter» geben, die das Wohlbefinden von Mutter und Kind fördert.

Die Anerkennung und Unterstützung dieser bedeutsamen Zeit, in der ein Kind wächst und sich entwickelt, findet in unserer Gesellschaft nur sehr eingeschränkt statt. Im Gegensatz zu fast allen anderen Kulturen auf dieser Welt, in denen meist genau geregelt ist, welche Unterstützung die Mutter erhält. Ein schönes Beispiel dafür ist, daß in vielen Kulturen die «Gelüste» der schwangeren Frauen von den anderen Mitgliedern der Gesellschaft unbedingt erfüllt werden müssen. Geschieht das nicht – so glaubt man –, kann das der Grund sein für Behinderungen des Kindes oder für eine schwierige Geburt usw. In unserer Gesellschaft findet eigentlich eher das Gegenteil statt. So verwundert es nicht, daß viele Eltern mit der Schwangerschaft, der Geburt und der Zeit danach nicht so ohne weiteres zurechtkommen.

Noch ein Wort zu den «lieben Mitmenschen»: Frauen mit einem Kaiserschnitt müssen oft unter unbedachten Äußerungen leiden, sie hätten es sich einfach gemacht, hätten sich gedrückt oder ähnliches. Einen Kaiserschnitt, der ja mit einer massiven Körperverletzung verbunden ist und unter dem die Frauen, vor allem in den ersten Tagen, sehr zu leiden haben (wenn es Frauen nach einer vaginalen Geburt schon wieder sehr gutgeht), so zu verharmlosen, zeugt von totaler Unkenntnis. Fast alle Frauen würden wohl gern auf den Kaiserschnitt verzichten, auch wenn die Alternative eine schwere, lange Geburt wäre, sie danach aber wieder schnell fit sind. Auch die Versuche zu trösten, indem darauf verwiesen wird, es sei doch alles gutgegangen, sind keine Hilfe. Partner, Verwandte und Freunde müssen die Trauer, die eine Frau jetzt durchlebt, akzeptieren, man sollte sie ihnen zumuten.

Zum Reden und Ausweinen muß man sich manchmal bestimmte Menschen suchen. Falls in der Umgebung gar kein Verständnis für die Trauergefühle da ist, sprechen Sie mit anderen Kaiserschnitt-Frauen oder gehen Sie in eine Kaiserschnitt-Gruppe.

Frauen, die ihren Kaiserschnitt negativ erlebt haben, wünschen sich oft weitere Kinder, um endlich eine vaginale Geburt zu erleben. Der Wunsch, daß es das nächste Mal nun klappen muß, kann sich aber als Hemmschuh erweisen. Sich auf eine vaginale Geburt zu fixieren ist keine günstige Voraussetzung. Schafft die Frau es aber, sich von diesem Gedanken freizumachen und nur zu sagen, ich möchte noch ein weiteres Kind in meinem Leben, dann ist der Weg offen. Wird es dann doch wieder ein Kaiserschnitt, bedeutet das nicht wieder die nächste Enttäuschung.

Berichte von betroffenen Frauen

Die folgenden Berichte von Frauen über ihre Kaiserschnitt-Geburt sprechen Gedanken an, die viele Frauen sich machen. Sie zeigen aber auch Wege auf, aus dem Kreis der Schuldzuweisungen und dem Gefühl des Versagens herauszukommen.

«In den Wochen und dann Tagen vor der Geburt war mir der Gedanke an einen Kaiserschnitt gar nicht unangenehm – weniger Schmerzen, das war es vor allem, was diesen Gedanken für mich interessant machte. In den Tagen nach der Geburt wechselte die Erleichterung darüber, daß meine Tochter durch den Kaiserschnitt gesund zur Welt gekommen war, ab mit der Enttäuschung und Traurigkeit über mein Versagen als Frau.

Die Entscheidung zum Kaiserschnitt fiel nach einem langen Tag mit kräftigen Wehen, und sie hatte für mich etwas Erlösendes. Die Vorbereitungen dazu habe ich als notwendig akzeptiert – aber ein Gefühl des Ausgeliefertseins trotz aller Ermutigungen von seiten der Hebamme, der Witze der Ärzte und der Erklärungen, was welcher Schlauch zu bedeuten hatte, blieb zurück.

Ich hatte mich schon im Verlauf des Tages für eine PDA entschieden, die jetzt nur verstärkt werden mußte – ich wollte nicht aufwachen und von dem ganzen Vorgang dieser Geburt nichts mitbekommen haben. Es war gut, daß mein Mann auch bei diesem Eingriff dabeisein konnte, das Kind gleich nach der Geburt zu sehen, zu riechen, zu berühren. So wußte ich, das es das Richtige war – gut zu wissen, daß es beim Vater auf dem Bauch Berührung und Wärme erleben durfte.

Bis dahin gut – was ich nicht wußte und mich im nachhinein sehr irritiert hat:
– daß ich durch die Anästhesistin Beruhigungsmittel bekam, derentwegen ich eigentlich nicht hätte stillen dürfen,
– daß sie diejenige war, die entscheiden konnte, wann ich das Kind wiedersehen konnte – die Vereinbarung mit dem Arzt, daß ich, nachdem ich und das Kind versorgt waren, meine Tochter und meinen Mann sehen würde und wir Zeit zu dritt haben würden, war für sie nicht bindend,
– daß ich über Nacht auf eine Wachstation kam, auf der andere Patienten durch ein Neugeborenes gestört werden konnten.
Ich hatte den Kaiserschnitt als operativen Eingriff unterbewertet. Falls sich für eine zweite Geburt wieder ein Kaiserschnitt abzeichnet, werde ich versuchen, nicht nur mit dem betreffenden Arzt, sondern auch mit dem zuständigen Anästhesisten Absprachen zu treffen.»

In dem folgenden Bericht wird ein «typischer» Geburtsverlauf sichtbar, der mit einer Kaiserschnitt-Geburt endet.

«... und es sollte doch eine ganz natürliche Geburt werden.

L. ist unser erstes Kind. Wir haben sie uns gewünscht und uns riesig gefreut, als sie sich ankündigte. Nun genossen mein Mann und ich die Zeit der Schwangerschaft und bereiteten uns gemeinsam auf das Kind vor. So besuchten wir einen Geburtsvorbereitungskurs, gingen zu Informationsabenden und Vorträgen und lasen viel. Langsam gewann ich eine Vorstellung davon, wie meine ‹Traumgeburt› aussehen könnte: möglichst natürlich, ohne Medikamente und Hilfsmittel, vielleicht auf dem Gebärhocker ....

Doch es kam alles anders. Der Tag des errechneten Geburtstermins verstrich ohne besondere Vorkommnisse, und so sollte es auch die nächsten zehn Tage weitergehen. Jeden zweiten Tag mußte ich in die Klinik zum CTG, um die Herztöne des Kindes zu überprüfen, und ab dem sechsten Tag wurde auch das Fruchtwasser untersucht.

Am neunten ‹Wartetag› wurde ein Wehenbelastungstest durchgeführt, wobei mir ein wehenförderndes Mittel über einen Tropf zugeführt wurde. Die ‹Wehen›, die damit erzeugt wurden, waren nicht viel stärker als leichte Schmerzen bei der Monatsregel und verschwanden auch sofort wieder, nachdem der Tropf abgehängt wurde. Ich wurde aber schon stationär in der Klinik aufgenommen, da die Schwangeren nach dem Belastungstest unter Beobachtung bleiben sollten. Zum Spazierengehen, auch am Tag darauf, durfte ich allerdings die Klinik verlassen, was wir auch ausgiebig nutzten. Aber in meinem Bauch blieb alles ruhig.

Am elften ‹Wartetag› sollte nun endgültig der Geburtstag unserer Tochter sein. Ich war froh darüber, daß endlich etwas passieren sollte, denn ich hatte das Warten gründlich satt und kam mir außerdem zwischen all den ‹neugeborenen Müttern› auf der Station mit meinem dicken Bauch ziemlich merkwürdig vor.

Morgens um 8.00 Uhr marschierten wir in den Kreißsaal, wo uns die Hebamme schon erwartete, und mir wurde wieder der Wehentropf angehängt. Und obwohl schon bald eine hohe Dosis des Wehenmittels verabreicht wurde, konnte ich noch in aller Ruhe meinen Krimi zu Ende lesen. Aber dann kam es heftig. Von wegen ‹die Wehen kommen wellenförmig›. Ich hatte eher das Gefühl, ganz oben auf einer riesigen, unbeherrschbaren Welle hin und her geschleudert zu werden. Dank unserer Vorbereitung und der Unterstützung durch meinen Mann und die Hebamme fand ich die Körperhaltung, in der ich dann doch einigermaßen damit umgehen konnte. Die Ärztin untersuchte mich und öffnete dabei die Fruchtblase. Das Fruchtwasser war schon ganz grün. Also höchste Zeit für das kleine Wesen, da herauszukommen.

Um 13.00 Uhr hatte sich der Muttermund erst einen Zentimeter weiter geöffnet, und das CTG zeigte an, daß es für das Kind auch ganz schön anstrengend wurde. Die Ärzte rieten dazu, mir eine PDA (Rückenmarksnarkose) legen zu lassen. Mein erster Gedanke war ‹Nein! Mit mir doch nicht.› Ich wollte doch tapfer sein, und ich konnte doch die Schmerzen noch aushalten. Aber hier ging es ja nicht nur um mich, und außerdem: Keine Frau sollte während der Geburt versuchen, eine Tapferkeitsmedaille zu gewinnen. Nach kurzer Rücksprache mit meinem Mann, froh, die Entscheidung nicht allein tragen zu müssen, wurde der Anästhesist gerufen. Die Spritze war schnell gesetzt, und ich konnte einigermaßen entspannt in meinem Bett liegen, spürte die Wehen nicht mehr, und der Muttermund konnte sich in den nächsten vier Stunden, die ich mehr vor mich hin dämmerte, als sie bewußt wahrzunehmen, auf acht Zentimeter öffnen.

Um 17.00 Uhr wurde die Narkose abgesetzt, um nochmals ‹richtige Wehen› kommen zu lassen, der Wehentropf wurde ebenfalls höher dosiert, und irgendwann hieß es dann auch ‹Pressen!›. Ich weiß nicht genau, wie viele Personen im Raum waren und wer mir die Hand hielt oder auf den Bauch drückte. Die Hebammen und Ärzte hatten die Schicht mittlerweile gewechselt, und auch der Oberarzt war anwesend. Ich hatte die meiste Zeit die Augen geschlossen, da ich meine ganze Kraft für das Geschehen in mir brauchte. Ich weiß auch nicht, wie lange diese Preßphase dauerte, wie viele Ärzte versuchten, die Lage des Köpfchens zu ertasten und auch nicht genau, wie oft schließlich der Oberarzt versuchte, das Kind mit der Saugglocke herauszuziehen. Aber unser kleines Mädchen rührte sich nicht von der Stelle.

Plötzlich ging alles ganz schnell. Der Anästhesist wurde wieder gerufen, um die Narkose zu verstärken, jemand zog mir mein T-Shirt über den Kopf und ein Krankenhaushemd an, ein anderer Mensch plagte sich damit, mir ein Paar dieser widerlich engen thromboseverhindernden Strümpfe überzuziehen, ich wurde auf ein fahrbares Bett gehoben, und schon ging es aus dem Entbindungszimmer hinaus Richtung OP-Saal. Meine einzige Sorge war in diesem Moment, bei dieser rasanten Fahrt von dem schmalen Bett herunterzufallen. Vor der zu erwartenden Operation verspürte ich keine Angst. Ich war nur froh, daß es bald ein Ende haben würde.

Mittlerweile war es 21.00 Uhr. Hebammen und Ärzte erschienen in grüner OP-Kleidung am Bett. Mein Mann, ebenfalls in grüner Verkleidung, murmelte etwas von ‹Fasching› und mußte dann leider den OP-Saal verlassen. Nun ging alles ganz schnell. Ich konnte zwar die Ärzte nicht sehen, weil in Höhe etwa des Bauchnabels ein Sichtschutz angebracht war, aber ich konnte sie hören, z. B. wie der Oberarzt etwas über meine inneren Organe erzählte. Ich konnte auch spüren, daß da unten in mir drin ‹gearbeitet› wurde, hatte aber durch die PDA keinerlei Schmerzen.

Und dann war sie da! Etwa eine Sekunde lang habe ich sie gesehen: ein blaugrünes Etwas, das schrie wie am Spieß – unsere Tochter! Sie wurde sofort hinausgetragen, aber ich wußte ja, daß da ihr Vater auf sie wartete. Die Hebamme legte ihm unsere Tochter auf seinen Bauch. Ich habe es ihm von Herzen gegönnt und mir später immer wieder jede Einzelheit erzählen lassen, wie sie zuerst ausgesehen hat, wie sie unter der Sauerstoffmaske ganz schnell rosig wurde usw.

Auf dem OP-Tisch fing ich plötzlich an zu zittern und konnte gar nicht aufhören. Angst hatte ich doch keine mehr. Ich sagte zu den Ärzten, daß dadurch wohl ihre Naht krumm werden müsse. Ich konnte also schon wieder scherzen. Der Narkosearzt meinte, daß die Körperwärme durch den geöffneten Bauch abgeflossen sei, und spritzte mir ein Mittel dagegen, und mir war wieder wärmer. Noch wohltuender waren natürlich die ständigen Informationen, die mir über meine Tochter berichtet wurden. Ich war froh, daß sie jetzt bei ihrem Vater gut aufgehoben war und ich mich ausruhen konnte.

Nach etwa einer halben Stunde wurde ich aus dem OP herausgeschoben in ein kleines, ruhiges Zimmer, wo mich ein strahlender Ehemann mit einem Bündel Glück im Arm erwartete.»

Wie unterschiedlich Frauen die Kaiserschnitt-Geburt erleben, zeigt der folgende Brief:

«Sehr geehrter Herr Doktor Albrecht,

zunächst möchte ich mich nochmals ganz herzlich bei Ihnen und bei all denen bedanken, die mitgeholfen haben, mein Kind ‹auf die Welt› zu bringen. Ferner möchte ich auf das Abschlußgespräch zurückkommen: Ich habe Sie vielleicht deshalb verständnislos angesehen, da ich mich im OP vor, während und nach dem Kaiserschnitt wirklich gut betreut und versorgt fühlte, zu keiner Zeit etwa allein gelassen. Für meinen Mann und mich war die Geburt durch Kaiserschnitt zu diesem Zeitpunkt unabwendbar und gewünscht. Auch war ich froh über die PDA, die ich auch während der ‹Geburt› und hinterher als sehr positiv empfand. Daß der Geburtsvorgang dennoch ein negatives Gefühl hinterließ, liegt an der Art an sich: Der Kaiserschnitt gibt mir das Gefühl, die Schwangerschaft nicht richtig ‹zu Ende› gebracht, das Kind nicht richtig geboren zu haben; es fehlt etwas. Keine Leere im eigentlichen Sinne, sondern eher eine Sackgasse – ein abruptes Abbrechen.

Da mein Kind sich – wie es scheint – zu einem wahren (noch) pflegeleichten Wonneproppen entwickelt, entschädigt das, aber auch die Hoffnung, daß ein evtl. weiteres Kind durch eine Spontangeburt zur Welt kommen kann.

Mit freundlichen Grüßen

PS: Zu gegebener Zeit hoffe ich auf ein Wiedersehen.»

Für viele Frauen ist die «Lücke» in ihrer Erinnerung, die Geburt gar nicht mitbekommen zu haben, ein großes Problem. Lücken in der Erinnerung ziehen negative Gefühle nach sich. Was war da los? Über diesen Punkt grübelt man immer wieder. Gespräche nach der Kaiserschnitt-Geburt mit Ärztinnen, Ärzten, Hebammen und OP-Schwestern – und mit dem Partner, wenn er dabei war, können helfen, die Lücke zu schließen. Die jeweilige Person sollte sich aber auf die Frau, ihr Erlebnis und ihre Gefühle dazu einstellen können. Hatte eine Frau in der Zeit im Krankenhaus keine Gelegenheit dazu, so kann sie auch versuchen, das später noch nachzuholen und Personen, die anwesend waren, bitten, ihr zu erzählen, was geschehen ist. Die betroffene Frau möchte – eventuell immer wieder – sehr detailliert erzählt bekommen, «was da war». Die Informationen sind häufig ein Trost für die Mutter. Viele machen sich auch falsche, oft dramatischere Vorstellungen, die durch Nachfragen korrigiert werden können. Aber man sollte sich auch immer bewußt sein, daß es nicht für alles Erklärungen und Antworten gibt.

Manche Frauen spüren auch den Wunsch, einen Film über eine Kaiserschnitt-Geburt zu sehen, um nachzuvollziehen, was da eigentlich abgelaufen ist. Zu dieser Verarbeitung durch möglichst viele Informationen gehört auch, mit anderen Frauen nach einem Kaiserschnitt zu sprechen – schon in der Klinik oder später in einer «Kaiserschnitt-Gruppe». Diese Möglichkeit gibt es in Einrichtungen, die Kurse und Beratung «rund um die Geburt» anbieten (Adressen s. Anhang). Auch die genaue Schilderung einer Kaiserschnitt-Geburt in diesem Buch kann helfen, solche Lücken ansatzweise zu schließen.

Wir sind geneigt, immer Schuldige zu suchen. Und manche Menschen finden sie auch – und es hilft ihnen. Mit den obigen Ausführungen sollte dargestellt werden, daß die Gründe vielfältig und nicht immer aufzudecken sind. Dies zu akzeptieren und irgendwann einmal das Grübeln und die Schuldzuweisungen zu beenden setzt einen Trauerprozeß voraus. Es steht jeder Frau/jedem Paar zu, um die nicht wie erhofft stattgefundene Geburt zu trauern. Ähnlich wie bei anderen Trauerprozessen erlebt man verschiedene Phasen: Zunächst mag da bei manchen eine gewisse Gefühllosigkeit sein, die bald in Enttäuschung, auch Wut und Zorn und schließlich Trauer umschlägt. Nach dem Krankenhausaufenthalt kommt dann die erschwerte Situation, daß die Mutter sich noch erholen muß, das Kind aber ganz massive Ansprüche stellt. Das Zusammenfinden von Mutter und Kind ist durch diese unterschiedlichen Anforderungen oft schwer. Viele Frauen spielen in Gedanken noch lange das Geschehen um die Geburt immer wieder im Kopf durch oder träumen von ihrer Operation. Die o. g. Lücken werden immer bewußter, und viele Frauen versuchen, sie zu schließen und das Geschehen zu verarbeiten. Die Verarbeitung kann aber unterschiedlich lange, vielleicht Monate, oft auch Jahre dauern. Für manche Frauen ist sie auch nie beendet.

Wenn eine Frau das Gefühl hat, sie habe etwas Unwiederbringliches versäumt, so hilft ihr ein schlechtes Gewissen über mögliches eigenes Versagen nicht weiter. Frauen bedauern, «die wichtigste, glücklichste Stunde ihres Lebens» verpaßt zu haben, eine Stunde, «die nicht wiederholbar ist». Einige äußern auch die Ansicht, ihr Kind in der wichtigsten Stunde des Lebens in Stich gelassen zu haben. «Gewissermaßen ohne mich wurde mein Kind geboren», sagte eine Mutter. Genau das aber ist nicht der Fall. Auch eine Mutter, deren

Kind mit Kaiserschnitt geboren wird, trägt viel zur Geburt bei, erst recht muß sie viel aushalten. Die Ärzte nehmen nicht alles ab, auch die Mutter hat ihren Anteil, genauso wie das Kind. Deshalb ist der Kontakt und das Gespräch mit dem Kind vor, während und nach der Kaiserschnitt-Geburt so bedeutsam.

Das Bedauern, keine vaginale Geburt erlebt zu haben, und der Neid auf andere sind Gefühle, die sicher immer wieder mal auftauchen. Hat eine Frau die Möglichkeit, um diese verlorene Erfahrung zu trauern, kann sie ihre Enttäuschung und ihre Versagensgefühle wahrscheinlich besser verarbeiten. Das gilt übrigens ebenso für Frauen, die eine Vaginalgeburt als traumatisch erlebt haben.

Über ihre Gefühle noch lange nach dem Kaiserschnitt sagt eine Frau: «Ich bin täglich unendlich glücklich, daß mein Kind lebt und gesund ist. Ich bin immer wieder traurig, daß ich die Geburt nicht erleben konnte.» Beide Gefühle sind da, und sie können und müssen sich nicht bei jeder Frau ausgleichen. Trotzdem bestimmt die Freude am Leben, Lieben und Versorgen des Kindes meist den Alltag.

Wenn eine Frau das Erleben des Kaiserschnitts für sich verarbeitet hat, dann ist die Gefahr gering, daß sie zurückgebliebene negative Gefühle auf ihr Kind überträgt. Denn es kann schon sein, daß unbewußt einiges in die Beziehung zum Kind einfließt. Manche Mütter sind z. B. nach dramatischen Geburten und schwierigen Anfangssituationen im Leben ihres Kindes übervorsichtig und überängstlich im Umgang mit dem Kind. Manchmal auch extrem nachgiebig und verwöhnend, da sie dem Kind gegenüber Schuldgefühle haben. Andere Frauen, die an ihrer Gebärfähigkeit zweifeln, werden den Gedanken nicht los, daß sie auch nicht fähig seien, ihre Kinder zu pflegen und aufzuziehen. Darum ist es auch so wichtig, die Trauer zu durchleben. Das Wichtigste für *alle* Mütter zum selbstverständlichen Umgang mit ihrem Kind ist, sich von der Vorstellung zu lösen, eine perfekte Mutter zu sein. (Das wird *nie* gelingen!)

Keine Mutter muß eine Super-Mutter sein –
es reicht, eine ganz normale Mutter zu sein.

Viele Frauen akzeptieren ohne weiteres, daß sie einen Kaiserschnitt hatten. Bei vielen Müttern überwiegt die Dankbarkeit, daß es diese Möglichkeit gibt und daß die Ärzte ihnen helfen konnten, ein gesundes Kind zu haben. Eine Kaiserschnitt-Geburt ist ja auch ein Erfolg und sollte daher nicht als Mißerfolg gesehen werden. So haben Mutter und Kind eventuell gefährliche Situationen sicher überstanden. Die Geburt ist zudem nur ein Augenblick im Leben – wenn auch ein bedeutender. Aber es gibt viele glückliche, schöne Augenblicke mit unseren Kindern.

Anhang

Begriffserklärungen

Die medizinischen Begriffe sind im Text immer erklärt. Einige, die öfter verwendet werden, sollen hier noch einmal zum Nachschlagen aufgeführt werden.

Amnioninfektionssyndrom – Das neugeborene Kind hat sich in der Gebärmutter eine Infektion zugezogen.

Amnioskopie – Die Betrachtung des Fruchtwassers in der intakten Fruchtblase durch die Scheide hindurch mit einem Amnioskop. Das gibt Aufschluß über den Zustand des Kindes.

BEL = Beckenlage – Das Kind liegt mit dem Kopf oben und mit dem Po unten im Becken.

Braunüle – mit einer Braunüle wird ein venöser Zugang für Medikamente oder Infusionen geschaffen; er bleibt liegen, solange er benötigt wird (= Venenverweilkatheter).

CTG = *Cardiotokograph* – Gerät zum Aufzeichnen der kindlichen Herztöne und der Wehentätigkeit.

Infusion – Tropf zur künstlichen Ernährung, dadurch werden verschiedene Salzlösungen, Zuckerstoffe, Blutersatzmittel u. ä. dem Körper zugeführt.

Kaiserschnitt-Schock-Syndrom – hiermit wird der Zustand des Kindes (schlechte Anpassung an die Außenwelt) bezeichnet, der durch den Streß des Kaiserschnittes bzw. durch die fehlenden Wehen- und Hormoneinflüsse auftreten kann.

intrauterin – in der Gebärmutter. Gegensatz: extrauterin

Kolostrum = Vormilch – Die Milch, die in den ersten Tagen kommt und besonders wichtig und wertvoll für das Kind ist. Sie ist besonders reich an Abwehrkörpern.

MBU = Mikroblutuntersuchung – Wenn die Aufzeichnung der Herztöne anzeigt, dem Kind ginge es schlecht, kann dies mit einer Mikroblutuntersuchung genauer festgestellt werden. Dabei wird durch die Scheide hindurch dem Kind aus dem Kopf etwas Blut abgenommen und untersucht.

OBT = Oxytoxin-Belastungstext – Durch Gabe von Oxytoxin (wehenanregendes Mittel) sollen Wehen ausgelöst werden. Dabei wird mit der Aufzeichnung der Herztöne festgestellt, wie das Kind darauf reagiert.

PDA = Periduralanästhesie – Oft Rückenmarksspritze genannt. Diese Form der Betäubung wird im Buch auf S. 30 und 42 ff ausführlich erklärt.

Sectio caesarea – Kaiserschnitt

Spontangeburt – Erfolgt die Geburt durch die Scheide, ohne weitere Hilfsmittel, wird das Kind «spontan» geboren.

Steißlage – Der Po des Kindes kommt zuerst; auch Beckenendlage genannt

Thrombosen – Blutgerinnselbildung in den Venen

Vaginalgeburt – Das Kind wird durch die Scheide (Vagina) geboren.

Stichwortverzeichnis

Die Seiten, auf denen das jeweilige Stichwort ausführlicher behandelt wird, sind fett gedruckt.

Adressen

Deutschland

Geburtsvorbereitung

Gesellschaft für Geburtsvorbereitung e. V., GfG
Postfach 22 01 06
40608 Düsseldorf; 02 11 / 25 26 07

Gegen Rückporto erhalten Sie Adressen anerkannter Geburtsvorbereiterinnen der GfG; außerdem Information über die Aus- und Weiterbildung zur Geburtsvorbereiterin sowie über Fortbildung. Die GfG verkauft und verleiht auch Videos zu Themen rund um Schwangerschaft und Geburt.

Zentren «Rund um die Geburt»

Aktionskreis Geburtsvor- und Nachbereitung e. V.
c/o Ingrid Lauxtermann
Schmidtstr. 21
49124 Georgsmarienhütte; 0 54 01 / 4 05 84

AG freiberuflicher
Geburtsvorbereiterinnen Darmstadt
c/o Ch. Nixdorff
Kleiststr. 40
64291 Darmstadt

Arbeitsgruppe für natürliche Geburt
Eppendorfer Weg 209
20253 Hamburg; 0 40 / 4 20 36 36

Arbeitskreis Eltern werden – Eltern sein e. V.
Talstr. 56
79102 Freiburg; 0761/706960

BAMS – Beratung alleinstehender Mütter und Schwangerer e. V.
Pfarrgasse 17
69121 Heidelberg; 06221/411904

Bauchladen – Treffpunkt für Schwangere, Mütter, Väter, Babys
Bergisch Gladbacher Str. 1116
51069 Köln; 0221/6803229

Beratungsstelle für Geburt und Eltern-Sein e. V.
Dorfackerstr. 12
72074 Tübingen-Lustnau; 07071/83927

Beratungsstelle für natürliche Geburt und Eltern-Sein e. V.
Häberlstr. 17
80337 München; 089/532076

Beratungsstelle für Schwangerschaft
und Schwangerschaftskonfliktberatung der Arbeiterwohlfahrt
Südstr. 14
09337 Hohenstein-Ernstthal; 0723/3604

Beratungsstelle für Schwangerschaftshilfe
Bodenbacher Str. 100
01277 Dresden; 0351/2361189

Verein für Bewußte Geburt und Elternschaft
«Johanna» e. V., Sabine Stieler
Tetschener Str. 26
01277 Dresden; 0351/30126

Bewußte Geburt und Elternschaft e. V.
Diezstr. 6
35390 Gießen; 0641/34893

Courage e. V. Verein für Frauen
Obere Stadt 21
95326 Kulmbach; 0 92 21 / 8 35 81

Doula – Verein für Geburt in Würde und Menschlichkeit
c/o Monika Brühl
Hausdorffstr. 172
53129 Bonn; 02 28 / 23 24 50

Eltern-Bildungsforum Obsthof
Westerburgstr. 31
58706 Menden; 0 23 73 / 6 69 89

Eltern werden – Eltern sein
Gießerstr. 17
45473 Mühlheim; 02 08 / 75 66 33

Familienzentrum Kiebitz Leipzig e. V.
Karl-Tauchnitz-Str. 3
04107 Leipzig

Frauengesundheitszentrum
Güllstr. 3
80336 München; 0 89 / 7 25 02 03

Frauengesundheitszentrum Neuhofstr. (FGZN)
Neuhofstr. 32 (Hinterhaus)
60318 Frankfurt/Main; 0 69 / 59 17 00

Frauenzentrum Frauenzimmer
Verein für Einzel- und Gruppenerfahrung e. V.
Zeughausstr. 1
59872 Meschede; 02 91 / 5 21 71

Geburt und Leben e. V.
Amalienstr. 79
76133 Karlsruhe; 07 21 / 2 74 28

Geburtshaus für eine selbstbestimmte Geburt e. V.
Kontakt- und Beratungsstelle
Gardes-du-Corps-Str. 4
14059 Berlin; 030/3255199

Gruppe «Rund ums Kinderkriegen» e. V.
c/o Claudia Lüttgen-Schaan
Auf der Burgmauer 31
54295 Trier; 0651/309006

Herztöne Beratungsstelle für natürl. Geburt und Eltern-Sein e. V.
Welfenweg 16
93051 Regensburg; 0941/999270

Initiative für eine natürliche Geburt
c/o Sabine Lethen
Oberhauser Str. 31
45359 Essen; 0201/605204

Initiativkreis für Familien und Erwachsenenbildung e. V.
Langeoogstr. 15
45665 Recklinghausen; 02361/47701

IRIS Regenbogenzentrum der Initiative «Natürlich gebären – bewußt Elternsein»
Schleiermacherstr. 39
06114 Halle; 0345/26989

ISIS – Zentrum für Schwangerschaft, Geburt und Elternschaft e. V.
Groner-Tor-Str. 12
37073 Göttingen; 0551/485828

ISIS – Für werdende Eltern
Ehrenfeldstr. 34
44789 Bochum; 0234/332469

Kind & Kegel, Beratungsstelle für Schwangerschaft, Geburt und Elternschaft e. V. Hof-Wunsiedel
Von-der-Tann-Str. 15
95028 Hof; 09281/86654

Lahar – Verein für bewußte Geburt e. V.
Malmedyer Str. 92
52066 Aachen; 0241/67873

Levana e. V. – Verein rund ums Elternsein
Keßlerstr. 84
31134 Hildesheim; 05121/15280

Lucinia e. V. – Verein für elternorientierte Geburtshilfe
Alte Dorfstr. 29
70599 Stuttgart-Birkach; 0711/733204

Die Oase – Schwangerschafts- und Geburtsvorbereitungszentrum
Longericher Str. 389
50739 Köln; 0221/5994994

SILK – Schwanger im Lebensraum Krefeld
c/o Barbara Schnell
Mariannenstr. 42
47799 Krefeld; 02151/22387

Sonne, Mond & Sterne – Zentrum für Geburt und Elternschaft
Mühlacker Str. 49
75447 Diefenbach; 07043/5556

TIAMAT – FrauenHeilWeise
Barfüßerstr. 16
99084 Erfurt

Treffpunkt Mütter + Väter: Kinderkriegen – Kinderhaben
Neusser Str. 397–399
50733 Köln-Nippes; 0221/7607187

Treffpunkt Schwangere/Mütter, Väter, Babys im Nachbarschaft- und Selbsthilfezentrum (NUSZ) in der U. F. A. Fabrik Berlin e. V.
Viktoriastr. 13
12105 Berlin; 030/7516706

Unter'm Dach e. V. –
Treffpunkt für Familien
Düsseldorfer Str. 14
42697 Solingen-Ohligs; 0212/76924

Die Wiege: Initiative rund ums Kinderkriegen e. V.
Intzestr. 36
42859 Remscheid; 02191/348894

Zentrum für Geburtsvorbereitung und Elternschaft e. V.
Hertinger Str. 47
59423 Unna; 02303/12630

Zentrum Kobergerstraße e. V.
Koberger Str. 79
90408 Nürnberg; 0911/361626

Geburtshäuser und Geburtspraxen

Geburtshaus am Arminplatz
Paul-Robeson-Str. 37
10439 Berlin; 030/6097681

Maureen Armonies – Hebamme – Geburtshilfliche Praxis
Berliner Str. 21
10715 Berlin; 030/878603

Geburtshaus – Bewußte Geburt und Elternschaft e. V.
Kontakt und Beratungsstelle
Große Ackerhofsgasse 11/12
99084 Erfurt; 0361/5612341

Bewußte Geburt und Elternschaft e. V., Entbindungsheim
«In den Brunnengärten», Dorothea Heidorn
Zum Bahnhof 28
35394 Gießen-Rödgen; 0641/42221

Geburtshaus im Capitol
Heinrich-Weber-Platz 10
96052 Bamberg; 0951/32046

Entbindungsheim Haarburger
Aaraustr. 29
72762 Reutlingen; 07121/239023

Geburtshaus e. V. Hamburg
Am Felde 2
22765 Hamburg; 040/3901128

Geburtshaus Hannover
Kurze-Kamp-Str. 1D
30659 Hannover; 0511/9055005

Geburtshaus Hildesheim
Harlessemstr. 23
31141 Hildesheim; 05121/877543

Geburtshaus Frankfurt
(Frauengesundheitszentrum Neuhofstraße und Hebammen
des Geburtshauses Frankfurt)
Ginnheimer Hohl 14 (Hinterhaus)
60431 Frankfurt/Main; 069/527282

Geburtshaus für eine selbstbestimmte Geburt e. V.
Geburtshaus am Klausener Platz
Klausener Platz 19
14059 Berlin; 030/3256809

Geburtshaus Halle s. IRIS Regenbogenzentrum

Geburtshaus Kassel
Tischbeinstr. 47
34121 Kassel; 05 61/28 48 62

Geburtshaus Marburg
Am Krappen 38
35037 Marburg; 0 64 21/6 79 69

Geburtshaus Schledehausen
Am Berg 9
49143 Schledehausen; 0 54 02/75 11

Ambulante Geburtspraxis Dr. med Bernd Goos
Klingenhaben 2–4
48336 Sassenberg; 0 25 83/8 84

IRIS Regenbogengeburtshaus
in IRIS e. V. für Frau und Familie
Schleiermacherstr. 39
06114 Halle/S.; 03 45/2 69 89

Kölner Geburtshaus e. V.
Cranachstr. 21
50733 Köln; 02 21/72 44 48

Pränatale Diagnostik

CARA e. V., Beratungsstelle zur vorgeburtl. Diagnostik
Große Johannisstr. 110
28199 Bremen; 04 21/59 11 54

Arbeitsgruppe «Pränatale Diagnostik»,
Evangelische Frauenarbeit in Deutschland
Klingerstr. 24
60313 Frankfurt/Main; 0 69/2 04 87

Weitere wichtige Adressen

Internationale Studiengem. f. pränatale und perinatale Psychologie und Medizin (ISPPM), Sekr. der deutschsprachigen Mitglieder
Dr. L. Janus / J. Bischoff
Friedhofweg 8
69118 Heidelberg

Netzwerk ABC-Club e. V.
Drillings- und Mehrlingsinitiative
c/o Helga Grützner-Könnecke
Strohweg 55
64297 Darmstadt; 0 61 51 / 5 54 30

Pro Familia (Bundesverband)
Stresemannallee 3
60596 Frankfurt / Main; 0 69 / 63 90 02

Arbeiterwohlfahrt (AWO) Bundesverband
Oppelner Str. 130
53119 Bonn; 02 28 / 6 68 50

Diakonisches Werk
Stafflenbergstr. 76
70184 Stuttgart; 07 11 / 2 15 90

Deutscher Caritasverband
Karlstr. 40
79104 Freiburg; 07 61 / 20 00

Paritätischer Wohlfahrtsverband (DPWV) Gesamtwerk e. V.
Heinrich-Hoffmann-Str. 3
60528 Frankfurt / Main; 0 69 / 6 70 61

Vorsorge-Initiative der Aktion Sorgenkind e. V.
Lersnerstr. 40
60322 Frankfurt / Main; 0 69 / 55 06 51

Arbeitsgemeinschaft Gestose-Frauen (AGF)
Gelderner Str. 45
47661 Issum; 02835/2628

Bund freiberuflicher Hebammen Deutschlands e. V. (BfHD)
Freiheitsstr. 11
41352 Korschenbroich; 02161/648577

Bund Deutscher Hebammen e. V. (BDH)
Geschäftsstelle: Postfach 1724
76006 Karlsruhe; 0721/26497

Mütterzentren – Bundesverband
Hildegard Schooß
Erikastr. 11
38259 Salzgitter; 05341/391653

Bundesverband «Das frühgeborene Kind» e. V.
Eva Vonderlin
Von-der-Tann-Str. 7
69126 Heidelberg; 06221/32345

Kindernetzwerk e. V.
(für kranke und behinderte Kinder und Jugendliche in der Gesellschaft)
Hanauer Str. 15
63739 Aschaffenburg; 0621/12030

Regenbogen (Glücklose Schwangerschaft), Kontaktkreis für Eltern, die ein Kind vor, während oder nach der Geburt verloren haben
Kontakt: Barbara Künzer-Riebel
Rosenstr. 9
73550 Waldstetten; 07171/41713

GEPS, Gesellschaft zur Erforschung des Plötzlichen Kindstod
Deutschland e. V.
Postfach 410262
76202 Karlsruhe; 0721/406530

Arbeitskreis Kunstfehler in der Geburtshilfe e. V. (AKG)
Rosental 23–25
44135 Dortmund; 0231/525872

Bundesinteressengemeinschaft Geburtshilfegeschädigter e. V. (BIG)
Nordsehler Str. 30
31655 Stadthagen; 05721/72372

Förderverein für Früh- und Risikoneugeborene «Das Frühchen e. V.»
Christa Hofmann
Dittmannswiesen 6
76646 Bruchsal; 07251/18293

Stillen

Arbeitsgemeinschaft freier Stillgruppen (AFS), Bundesverband e. V.
Postfach 1112
76141 Karlsruhe

La Leche Liga Deutschland
Postfach 96
81214 München

Bund Deutscher Laktationsberaterinnen e. V.
Delpweg 14
30457 Hannover; 0511/467164

Aktionsgruppe Babynahrung e. V. (AGB)
Untere Maschstr. 21
37073 Göttingen; 0551/531034

Aktionsgruppe Babynahrung, Koordinationsstelle für das Trainingsprogramm zur Stillförderung
Bismarckstr. 119
52066 Aachen; 0241/532300

Aktionsgruppe «Muttermilch – ein Menschenrecht»
Reichsgrafenstr. 4
79102 Freiburg i. Br.; 0761/77478

Sonstige Adressen nach der Geburt

Verband alleinstehender Mütter und Väter (VaMV), Bundesverband
Von-Groote-Platz 20
53173 Bonn; 0228/352995

Aktionskomitee Kind im Krankenhaus e. V. (AKiK)
Kirchstr. 34
61440 Oberursel; 06172/303600

Deutscher Kinderschutzbund e. V.
Drostestr. 14–16
30161 Hannover

Elterninitiative Zuckertee Karies e. V.
65558 Holzheim

Arbeitsgemeinschaft Allergiekrankes Kind e. V.
Hauptstr. 29 II
35745 Herborn

Allergie- und umweltkrankes Kind e. V.
Bundesverband
Westerholter Str. 142
45894 Gelsenkirchen-Buer; 0209/30530

Österreich

NANAYA, Beratungsstelle für natürl. Geburt und Leben mit Kindern
Zollergasse 37
A-1070 Wien; 0222/931711

Zentrum für Geburt und Elternschaft, Irene Hocher
Rosensteingasse 82
A-1170 Wien; 02 22/45 96 49

Verein für natürliche und selbstbestimmte Geburt
Bahnstr. 11–13
A-2230 Gänsernsdorf

Neues Leben, Verein zur Förderung der nat. u. humanen Geburt e. V.
Raschbach 2
A-4861 Aurach

Eltern-Kind-Zentrum Salzburg
Herrengasse 30
A-5020 Salzburg; 06 62/84 25 91/5 65

Weitere Eltern-Kind-Zentren in Linz, Steyr, Klagenfurt, Bregenz, Innsbruck, Graz, Mödling, Feldkirch, Wien

Geburtshaus Nußdorf
Heiligenstädter Str. 217
A-1190 Wien; 02 22/37 49 37

La Leche Liga Österreich
Postfach
A-6500 Landeck

Laktationsberaterinnen
c/o Gabriele Nindl
Mariatal 416
A-6233 Kramsach/Tirol

Arbeitsgruppe Babynahrung Tirol
z. H. Andrea Bertsch
Bauerngasse 7
A-6065 Thaur

Initiative Kind im Krankenhaus
Silvia Egger
Stoß im Himmer 3/14
A-1010 Wien; 0222/6330502

Österreichischer Kinderschutzbund
Verein für gewaltlose Erziehung
Obere Augartenstr. 26–28
A-1020 Wien

Schweiz

Verein zur Förderung natürlicher Geburten
Anwandstr. 9
CH-8004 Zürich; 01/2418822

Ausbildung in Geburtsvorbereitung (AGV)
Acherweg 58
CH-63705 Staus; 041/618528

Schweizer Fachverband für Geburtsvorbereitung
Leimenstr. 68
CH-4051 Basel

Informationsstelle für Schwangerschaft, Geburt und Stillzeit
Obmannamtsgasse 15
CH-8001 Zürich

Interessengemeinschaft natürliche Geburt
c/o Ruth Grund
Goethestr. 20
CH-9008 St. Gallen; 071/251759

Verein zur Förderung vielfältiger Geburtsmöglichkeiten
c/o Nicole Christen
Brambergrain 3
CH-6004 Luzern; 041/516219

Pro Juventute
Seefeldstr. 8
CH-8022 Zürich
(Auskünfte über Gruppen für Mütter, Eltern und Kinder)

Schweizer Hebammenverband
Flurstr. 26
CH-3000 Bern

La Leche Liga Schweiz
Postfach 197
CH-8053 Zürich

Berufsverband schweizerischer Stillberaterinnen
Postfach 686
CH-3000 Bern 25

GIFA (entspricht Aktionsgruppe Babynahrung in Deutschland)
P. O. Box 157
CH-1211 Genéve 19

Schweizer Verband alleinerziehender Mütter und Väter (SVaMV)
4, Rue des Alpes
CH-1196 Gland

Regenbogen (für Eltern, deren Kind gestorben ist, s. Deutschland)
Sekr. Marianne Hug
Rosengasse 14
CH-8555 Müllheim

Luxemburg

Initiativ Liewensufank a. s. b. l.
B. P. 1075
L-1010 Luxembourg; 360598

Association des sages-femmes luxembourgoises
c/o Simone Kerschen
22, rue Theodore Gillen
L-1625 Howald

La Leche Liga Luxemburg
c/o Rita Schroeder
29, rue Raoul Follereau
L-1529 Luxembourg

Mit Kindern leben

Praktische Tips, Ideen, Anregungen. Ratgeber für den Umgang mit Kindern im Alltag.

Gisela Brehmer
Aus der Praxis einer Kinderärztin
Entwicklung - Vollwert-Ernährung - Erste Hilfe im akuten Krankheitsfall - Alternative Heilmethoden
(rororo sachbuch 8388)

H. Clemens / R. Bean
Selbstbewußte Kinder *Wie Eltern und Pädagogen dazu beitragen können*
(rororo sachbuch 8822)
Verantwortungsbewußte Kinder
Was Eltern und Pädagogen dazu beitragen können
(rororo sachbuch 9132)

Sabine Friedrich / Volker Friebel
Entspannung für Kinder
Übungen zur Konzentration und gegen Ängste
(rororo sachbuch 9397)

Tilo Grüttner
Helfen bei Legasthenie
Verstehen und üben. Geschichten
(rororo sachbuch 8326)

H. Häsing / G. Gutschmidt
Handbuch Alleinerziehen *Mit Rechtsratgeber*
(rororo sachbuch 8896)

A. Kettner / E. Haug-Zapp
Das Kindergartenbuch *Was Eltern wissen müssen*
(rororo sachbuch 8790)

Bettina Mähler
Geschwister *Krach und Harmonie im Kinderzimmer*
(rororo sachbuvh 9316)

rororo sachbuch

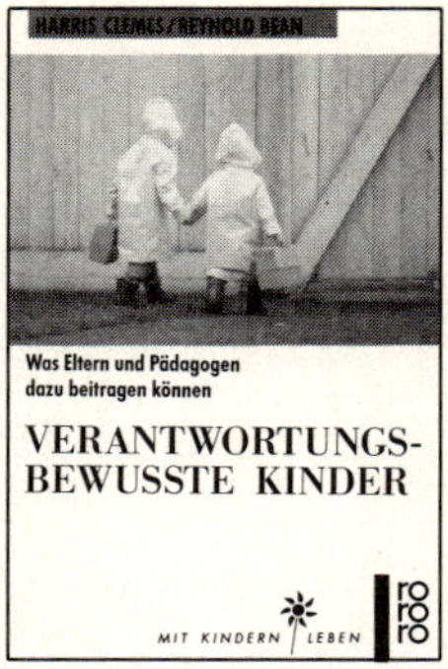

Horst Speichert
Mit Kindern leben *Ein Lesebuch*
(rororo sachbuch 8494)

Das rororo-Elternlexikon
Herausgegeben von Horst Speichert und Bernhard Schön
(rororo sachbuch 7981)

Andreas Schmidt
Väter ohne Kinder *Sorge, Recht und Alltag nach Trennung oder Scheidung*
(rororo sachbuch 9398)

R. Voß / R. Wirtz
Keine Pillen für den Zappelphilipp
Alternativen im Umgang mit unruhigen Kindern
(rororo sachbuch 8431)

Ein Gesamtverzeichnis der Reihe *mit kindern leben* finden Sie in der *Rowohlt Revue*. Jedes Vierteljahr neu. Kostenlos in Ihrer Buchhandlung.

3413/7a